Ahamed Youssouf Hassani
Mzé Hamadi

Le Dossier médical du patient et ses modalités d'accès

EDILIVRE

Du même auteur :

Conflit entre générations, aux éditions Edilivre, 2014.

Remerciements

Je profite par le biais de ce mémoire, pour exprimer avec franchise mes vifs remerciements à toutes personnes contribuant de près ou de loin à l'élaboration de cet humble travail.

Je tiens à remercier vivement :

– L'Université Sorbonne-Paris Lumière-Paris8, pour m'avoir formé dans cette discipline.

– Madame *le Professeur* Catherine PUIGELIER pour ses lumières et son génie pédagogique pour ces travaux de recherche.

– Saïd Mzéhémou ABOUBACAR un timbre rare et cher de mes yeux.

– Géneviève LEDOYEN, pour son soutien indispensable à cette recherche.

– HASSANI Ali Djaé, un être endémique de ce projet.

– Saïd Bacar SAÏD AHAMED alias Elkabir, pour son aide et son soutien.

– Farza IBRAHIM, son courage et sa patience qui m'ont donné encore raison de retravailler.

– Le Centre d'Initiatives et de Services des Etudiants de

Saint-Denis (Cised) et ses bénévoles, pour leurs soutiens et directives orientaient à ce travail.

– *Docteur* Karim BELKACEM, pour tout ce que vous m'avez apporté au cours de mes recherches.

Dédicaces

Fou de joie, je dédie cet humble travail de recherches avec grand amour, sincérité et fierté :

• A mon père biologique, YOUSSOUF Abdou, pour témoigner l'amour et le respect que j'ai envers son âme. Que la paix de Dieu soit pour lui.

• A ma mère, ECHATA Ahamada, la femme de ma vie et source de mon existence.

• A mes amies, SARAH Chouiref et AYA Zaaw, pour un encouragement estudiantin, je vous assure que j'ai beaucoup aimé nos échanges que je trouve à la fois, judicieux et intéressants.

• A Kamar et les enfants ABOUBACAR pour leurs réflexions juvéniles qui m'en disent long.

• A FAHAMIA Ahamda, sœur du cœur et de l'âme.

• A Bounou JAZIA, elle envoie des messages empreints d'amour vers l'au-delà, à son défunt grand-père MOGNIMALI M'madi, qu'elle n'a pas eu la chance de rencontrer. Mais, elle restera en relation avec MOUZADA Mognimali et MOUZARD Mognimali pour marquer son attachement à son grand-père.

- A SONIA Ibrahim, un cadeau promis éternellement à son anniversaire.

Le dossier médical du patient et ses modalités d'accès public et privé

Introduction

Dans la pratique médicale, le Dossier Médical du Patient (DMP) a une histoire particulière avec une évolution purement singulière. Naguère, ce dossier était pratiqué dans la médecine sous plusieurs figures. Chaque département, région ou pays pratiquait bien sûr le système Dossier Médical du Patient dans la médecine avec ignorance et sans aucune considération ou valeur, contrairement à la médecine d'aujourd'hui.

L'histoire du Dossier Médical du Patient a encore connu un système d'archivage tellement archaïque pour certains hospices, léproseries, églises ou même à l'Hôtel-Dieu mais qui ne servait pas effectivement l'évolution de la médecine mais plutôt à un précepte d'enregistrement des malades et pauvres qui avaient besoin de la charité de l'Eglise.

Pendant la Grande guerre, le professionnel de santé indépendant, volontaire ou lié à un établissement de santé, avait un système de registre pour répertorier les blessés de guerre et chiffrer aussi le nombre de ses patients.

La médecine française ignorait que Monsieur *François*

Rabelais un grand médecin clinicien exerçant à l'Hôtel-Dieu de Lyon, avait déjà la philosophie du Dossier Médical du Patient. Les publications médicales occupaient une place considérable dans ses écrits.

Des plaques portant l'identité complète du patient avec des papiers de prise de notes placés aux pieds de celui-ci étaient une des grandes pratiques fonctionnelles d'observation chez les médecins égyptiens 3000 ans avant Jésus-Christ[1].

Toutes ces pratiques sont les conséquences d'une idéologie constante de la médecine visant à l'uniformisation des données du patient pour une orientation du traitement de ce dernier mais aussi pour envisager une stratégie évolutive de la médecine.

Cette évolution témoigne que dans la pratique médicale, le malade avait quelques droits lui permettant d'avoir certaines informations lors de son séjour dans un établissement de santé public ou privé ou bien même, envers les professionnels de santé. Le rassemblement de toutes ces données permet par la suite la constitution d'un dossier du patient hospitalisé. Le concept de la chemise thérapeutique évolue sans arrêt pour des raisons de respect de la valeur du patient, de sa dignité et du corps humain après décès.

La base de ces écrits est bien évidemment pratiquée par Avicenne depuis le Xème siècle pour des raisons d'amélioration du suivi médical du malade. Cette mutation a connu ou commence à connaître une grande valeur dès la fin du XVIIIème siècle. L'utilisation d'un cahier de notes et de visite placé aux pieds du patient dans chaque lit a débuté et

---

[1] MALICIER (D.), FLEUGET (P.), DEVEZE (F.)., *Le secret médical,* Editions Eska et Lacassagne, 2004, page. 44.

s'est familiarisée en France à cette même période. De là, vient la naissance du Dossier Médical du Patient. Celui-ci servait aux médecins à donner des directives et des consignes aux professionnels et à son équipe.

La présence de ce document a soulevé des interrogations dans le secteur médical et en outre à fait l'objet d'un grand débat à partir de la seconde moitié du XXème siècle. La médecine a dû comprendre que le changement brutal dans les différentes spécialités nécessite vraiment un casier médical du patient. Peu à peu, le dossier contribue à la pratique médicale de tous les jours et accompagne l'étude et la politique de la santé avec un intérêt majeur. Lorsque la médecine se divise avec des spécialités différentes, le Dossier Médical du Patient suit alors le rythme en tenant compte des changements qui en découlent. L'émergence de la technologie incite le médecin à intégrer le dossier dans la logique de l'informatisation.

Cette méthode nouvelle suscite encore des questions plus importantes, telles que la notion du propriétaire, la domiciliation, et le détenteur du dossier. Des séances d'études et des débats[2] ont eu lieu pour chercher une solution au problème posé.

La loi Kouchner de 2002[3] a élargi l'opportunité du patient à consulter son dossier médical d'une manière

---

[2] L'évolution du dossier médical du patient montre que le débat n'était pas du tout facile mais une résolution est installée au profit de l'équipe médical et ses patients.

[3] La loi n°2002-303 du 4 mars 2002 relative aux droits des malades et à la qualité du système de santé appelée loi Kouchner, Journal Officiel de la République Française, n°54 du 5 mars 2002, page.4118, n'envisage pas l'expression *« dossier médical ou dossier du patient »* elle ne vise que l'ensemble des informations concernant la santé des personnes.

générale avec ou sans l'intervention d'une tierce personne, alors qu'auparavant, il n'avait accès qu'à certains éléments, par l'intermédiaire de son médecin traitant, par voie orale.

Cette loi n'était pas définitive ou suffisante sur la notion du dossier médical puisque plusieurs réformes se présentent toujours pour réglementer les droits du patient. Elle a révélé une grande importance à partir de sa promulgation, en soulevant immédiatement une problématique sur les notes personnelles, qui sont devenues l'objet d'études des professionnels de santé et des législateurs. Dans le dossier du malade apparaissent aussi des notes professionnelles qui, par la suite, appelleront une évolution de la loi.

Le Dossier Médical du Patient qui peut être aussi appelé « *dossier médical personnel* » a vu son origine en France en 2004, depuis l'adoption de la loi du 13 Août relative à l'*assurance maladie*. Cette loi a modifié sensiblement le Code de la sécurité sociale avec l'apport des articles L 161-36-1, L 161-36-2 et L 161-36-3, L 136-36-2-2 et suivants[4].

---

[4] Projet de loi *relatif aux* droits des malades *et à la* qualité du système de santé, 5 septembre 2001, n°3258.

Le texte du projet de loi était rédigé ainsi et ses articles ont porté une contribution dans le Code de la santé publique. Le « Texte de la commission n°381 (2008-2009) sur le projet de loi, adopté par l'Assemblée nationale, après déclaration d'urgence portant réforme de l'hôpital et relatif aux patients à la santé et aux territoires portant réforme de l'hôpital et relatif aux patients, à la santé et aux territoires. Commission des affaires sociales. Avant le I de cet article, ajouter deux paragraphes ainsi rédigés :

- L'article L.161-36-2 du Code de la sécurité sociale est ainsi modifié :

1° Le deuxième alinéa est ainsi rédigé :

« L'accès au dossier médical personnel des professionnels mentionnés au premier alinéa est subordonné à l'autorisation que donne le patient d'accéder à son dossier ».

2° Le dernier alinéa est supprimé.

La protection du patient y gagne en confiance et celui-ci se voit protégé par le professionnel de santé via son dossier médical personnel. L'article L.161-36-1 du Code de la sécurité sociale créé par la loi n°2004-810 du 13 août 2004[5] qui devient article L.1111-14 du Code de la santé publique, a précisé que « *Toute personne prise en charge par un professionnel, un établissement, un réseau de santé ou tout autre organisme participant à la prévention et aux soins, a droit au respect de sa vie privée et du secret des informations la concernant [...] Le secret médical ne fait pas obstacle à ce que les informations concernant une personne décédée soient délivrées à ses ayants droit, dans la mesure où elles leur sont nécessaires pour leur permettre de connaître les causes de la mort, de défendre la mémoire du défunt ou de faire valoir leurs droits, sauf volonté contraire exprimée par la personne avant son décès* ».

Cet article L.1111-14 du Code de la santé publique

– 1. Le chapitre premier du titre 1er du livre Ier de la première partie du Code de la santé publique est complété par une section 3 intitulée : « Dossier médical personnel et dossier pharmaceutique ».

2. Les articles L.161-36-1, L.161-36-2, L.161-36-2-1, L.161-36-2-2, L.161-36-3, L.161-36-3-1, L.161-36-4, L.161-36-4-1, L.161-36-4-2 et L.161-36-4-3 du Code de la sécurité sociale deviennent respectivement les articles L.1111-14, L.1111-15, L.1111-16, L.1111-17, L.1111-18, L.1111-19, L.1111-20, L.1111-21, L.1111-22 et L.1111-23 du Code de la santé publique, insérés dans la section 3 créée au 1.

3. En conséquence, les articles L.161-36-1, L.161-36-2, L.161-36-2-1, L.161-36-2-2, L.161-36-3, L.161-36-3-1, L.161-36-4, L.161-36-4-1, L.161-36-4-2 et L.161-36-4-3 du Code de la sécurité sociale sont abrogés.

[5] La loi n°2004-801 du 6 août 2004 relative à la protection des personnes physiques à l'égard des traitements des données à caractère personnel et modifiant la loi n°78-17 du 6 janvier 1978 relative à l'informatique, aux fichiers et aux libertés, Journal Officiel de la République Française, n°182 du 7 août 2004, page.14063.

modifié par la loi n°2011-814 du 7 juillet 2011[6]- article 9 édicte des normes qui précisent la qualité de soin et l'amélioration de la vie médicale « *Afin de favoriser la coordination, la qualité et la continuité des soins, gages d'un bon niveau de santé, chaque bénéficiaire de l'assurance maladie dispose, dans les conditions et sous les garanties prévues à l'article L.1111-8 et dans le respect du secret médical, d'un dossier médical personnel constitué de l'ensemble des données mentionnées à l'article L.1111-8, notamment des informations qui permettent le suivi des actes et prestations de soins et comportant la mention : « a été informé de la loi sur le don d'organes ». Le dossier médical personnel comporte également un volet spécialement destiné à la prévention. Ce dossier médical personnel est créé auprès d'un hébergeur de données de santé à caractère personnel agréé dans les conditions prévues à l'article L.1111-8* ».

Dans le domaine médical, la technologie conduit aussi à un *dossier informatisé* ; la numérisation des données du patient, récoltées par un professionnel de santé pour un partage d'informations, reste un enjeu clé à l'actualisation du système de santé dans les établissements hospitaliers. Aussi, la loi n°2002-303 du 4 mars 2002 relative aux droits des malades et à la qualité du système de santé appelée loi Kouchner, a généré avec un appui considérable au « *dossier médical partagé* » un projet d'informatisation et de protection de toutes les données et informations du malade, recueillies par un professionnel de santé ou par les établissements de santé sur le territoire français.

---

[6] La loi n°2011-814 du 7 juillet 2011 relative à la bioéthique, Journal Officiel de la République Française, n°0157 du 8 juillet 2011, version consolidée au 13 avril 2015, page.11826.

Les informations du malade au sein de l'hôpital et même en dehors de l'établissement de santé s'intensifient de plus en plus et le professionnel cherche toujours un moyen efficace de les conserver mais aussi protéger quelques documents le concernant. De là, apparait la notion des notes professionnelles médicales.

Dès l'entrée en vigueur de la nouvelle règle en 2012[7], **résolvant le problème des notes professionnelles de santé précisant à son tour que les notes professionnelles ne doivent pas être transmissibles ni communicables du seul fait qu'ils n'ont pas contribué à l'évolution de l'état de santé du patient hospitalisé. Le défi est relevé clairement puisque le dossier médical et les notes professionnelles ont une solution plus apparente.** Désormais, les notes personnelles sont la propriété du médecin traitant. Ce dernier garde le monopole de ses notes professionnelles et ne font pas l'objet de communication. C'est uniquement dans la réglementation et essentiellement l'article R.1112-2 du Code de la santé publique, que le terme dossier médical est évoqué en le nommant : « *dossier médical du patient hospitalisé* ». Mais, la Haute Autorité de Santé (HAS), donne une autre définition que celle de l'article cité précédemment : « *dossier patient* » cette définition parle de la répartition du dossier médical incluant le dossier administratif et le dossier médical du patient.

Pour les artisans de la profession de santé hippocratique, la loi du 4 mars 2002[8] précise que le secret

---

[7] Décret n°2012-694 du 7 mai 2012 portant modification du Code de déontologie médicale, Journal Officiel de la République Française, n°0108 du 8 mai 2012, page.8479.

[8] « La loi n°2002-303 du 4 mars 2002 relative aux droits des malades et à

professionnel dans le domaine médical reste une branche intangible dans l'activité médicale.

L'art de la médecine est une pratique compliquée et nécessite une protection dans tous les domaines pour rassurer les patients, les usagers et leurs proches. De là, apparaissent le concept de la transparence et de la démocratisation des informations sanitaires. Il en va de l'intérêt du patient et de la profession puisque les informations partagées peuvent contribuer à la santé du malade et à l'évolution de la médecine. **Mais la question est de savoir, comment protéger ce genre d'informations du patient tout en sachant que cette partie constitue une aubaine pour la science ?** C'est évidement la notion du droit à la transparence[9] des informations de santé qui est en jeu. Une possibilité de transmission du dossier doit être établie entre le médecin traitant et son équipe médicale. Le

---

la qualité du système de santé appelée loi Kouchner, Journal Officiel de la République Française, n°54 du 5 mars 2002, page.4118, *et ses décrets d'application, notamment le décret 2002-637 du 29 avril 2002 « accès aux informations personnelles détenues par les professionnels et les établissements », a modifié sensiblement les possibilités d'accès au dossier médical ».*

[9] *« Le droit à la transparence des informations de santé : Le concept de démocratie sanitaire qui innerve aujourd'hui le droit de la santé conduit indubitablement à ce que les patients et les usagers du système de santé puissent disposer de l'information relative à leur santé, et aient accès à leur dossier médical. Toutefois, si le droit à la transparence est une véritable avancée dans notre droit, il serait regrettable que la mise en place du dossier médical personnel et multiplication des acteurs amenés à partager les informations enregistrées portent atteinte au caractère confidentiel de l'information ».* Anne LAUDE, Bertrand MATHIEU, Didier TABUTEAU., *Droit de la santé, presses Universitaires de France-Puf,* 3ème édition mise à jour en novembre 2012, 1ère édition en février 2007, *Page* : 368.

Code de la santé publique précise en son article L.1111-7[10] modifié par la loi n°2011-803 du 5 juillet 2011 relative aux droits et à la protection des personnes faisant l'objet des soins psychiatriques et aux modalités de leur prise en charge[11], que tout patient a droit à l'accès aux informations le concernant pendant son hospitalisation quelles que soient la modalité et la forme. La réglementation en ce même article alinéa 2 précise que l'accès à ces informations peut être direct ou indirect par un médecin de son choix. Une possibilité d'accès au dossier est donnée aux ayants droits et à la personne de confiance.

D'un point de vue juridique, le concept de « *Dossier Médical Personnel* » ou « *Dossier Médical du Patient* »

---

[10] « *Article L1111-7 modifié par la loi n° 2011-803 du 5 juillet 2011 :*
Toute personne a accès à l'ensemble des informations concernant sa santé détenues, à quelque titre que ce soit, par des professionnels et établissements de santé, qui sont formalisées ou ont fait l'objet d'échanges écrits entre professionnels de santé, notamment des résultats d'examen, comptes rendus de consultation, d'intervention, d'exploration ou d'hospitalisation, des protocoles et prescriptions thérapeutiques mis en œuvre, feuilles de surveillance, correspondances entre professionnels de santé, à l'exception des informations mentionnant qu'elles ont été recueillies auprès de tiers n'intervenant pas dans la prise en charge thérapeutique ou concernant un tel tiers.
Elle peut accéder à ces informations directement ou par l'intermédiaire d'un médecin qu'elle désigne et en obtenir communication, dans des conditions définies par voie réglementaire au plus tard dans les huit jours suivant sa demande et au plus tôt après qu'un délai de réflexion de quarante-huit heures aura été observé. Ce délai est porté à deux mois lorsque les informations médicales datent de plus de cinq ans ou lorsque la commission départementale des soins psychiatriques est saisie en application du quatrième alinéa ».

[11] Article L.1111-7 du Code de la santé publique, Journal Officiel de la République Française, n°0155 du 6 juillet 2011, page.11705

recouvre l'ensemble des informations formalisées sur un support qui retrace des épisodes ayant affecté la santé d'une personne hospitalisée. Le contenu d'un dossier du patient dépend à la fois des circonstances de la prise en charge de ce dernier et des règles d'organisation adoptées par l'établissement ou par le professionnel de santé.

Le Dossier Médical du Patient[12] peut être défini comme la partie de recueil des informations et l'endroit de conservation des informations administratives du malade. Il faut tenir compte de ce que, dans ce même contenant, il doit y avoir des informations médicales et paramédicales, formalisées, adaptées et actualisées, enregistrées pour tout patient accueilli et hospitalisé dans les établissements de santé et même à domicile. Ce dossier verra le jour dès la première hospitalisation du malade qui fera l'objet d'une rencontre avec son médecin traitant.

Si le patient est pris en charge par le service de secours *(pompiers)* depuis son domicile, le dossier médical débute là. Dans d'autres cas, le *Dossier du patient* peut commencer

---

[12] Précision, le terme « *Dossier du Patient* », qui fait l'objet principal de la recherche et qui reviendra à chaque moment, a été « *déjà utilisé dans le manuel d'accréditation, en lieu et place du terme de dossier médical utilisé dans le décret n° 2002-637 du 29 avril 2002 qui risque d'évoquer son appartenance exclusive aux médecins et créer ainsi une confusion* ». Référence tiré dans le rapport d'évaluation de l'Agence nation d'accréditation et d'évaluation en santé : « *évaluation des pratiques professionnelles dans les établissements de santé (dossier du patient) règlementation et recommandations, juin 2003 service d'évaluation des pratiques* ». Décret n°2002-637 du 29 avril 2002 relatif à l'accès aux informations personnelles détenues par les professionnels et les établissements de santé en application des articles L. 1111-7 et L. 1112-1 du Code de la santé publique, Journal Officiel de la République Française, n°101 du 30 avril 2002, page.7790.

dès l'entrée aux urgences de l'hôpital. Il évolue progressivement en suivant la traçabilité des différentes interventions et des examens médicaux ainsi qu'aux écrits des professionnels de santé pendant et après l'hospitalisation du malade. A chaque intervention, le dossier s'enrichit et est archivé.

Cette formule de la définition du dossier médical du patient est utilisée ou bien elle est similaire au Dossier Médical de la Santé du Travailleur (DMST) imposé par le Code du travail. Ces deux documents portent les mêmes objectifs et les mêmes valeurs sauf dans la modalité de leur conservation. Selon la Haute Autorité de Santé, dans la synthèse des recommandations professionnelles portant sur le Dossier Médical de la Santé du Travailleur du janvier 2009, la définition[13] du dossier médical reste la même. Il ne présente pas partiellement les mêmes finalités puisque le dossier médical du travail a des fins plus préventives et donne une vision de traçabilité des risques professionnels

---

[13] « *Le Dossier Médical de Santé du Travail (DMST) peut être défini comme le lieu de recueil et de conservation des informations socio-administratives, médicales et professionnelles, formalisées et actualisées, nécessaires aux actions de prévention individuelle et collective en santé au travail, enregistrées, dans le respect du secret professionnel, pour tout travailleur exerçant une activité, à quelque titre que ce soit, dans une entreprise ou un organisme, quel que soit le secteur d'activité.*
Le Dossier Médical de Santé du Travail (DMST) est tenu par le médecin du travail. Il peut être alimenté et consulté par les personnels infirmiers du travail collaborateurs du médecin du travail, sous la responsabilité et avec l'accord du médecin du travail, dans le respect du secret professionnel et dans la limite de ce qui est strictement nécessaire à l'exercice de leur mission ». Haut Autorité de Santé : synthèse des recommandations professionnelles. Le dossier médical en santé au travail (DMST). Janvier 2009.

présents chez le travailleur et signifiés à l'employeur.

La grande valeur que le dossier médical présente dans tous ses états peut s'exposer comme une base de mémoire écrite de toutes les informations et interventions médicales concernant le patient d'une manière plus générale et comme le « *dépositaire de la mémoire collective de la médecine*[14] » en particulier. Il rassemble toutes les pièces, quels que soient le support et les données médicales relatives au patient, recueillies pendant son hospitalisation. Tout complément de la définition figure dans la rédaction du Code de la santé publique. Dans sa rédaction issue de la loi du 4 mars 2002, assurant la possibilité de toute personne à l'accès à son dossier, il a bien défini la notion de dossier médical et complété par l'article R.1112-2 du même Code, les éléments formulant le dossier médical. Le bloc des informations concernant la santé du patient, détenu par un professionnel de santé ou un établissement quelle qu'en soit la forme, contribue aux traitements et suivis du diagnostic du patient ou dans des questions préventives ou d'échanges entre professionnels de santé, donne un accès de plein droit au patient.

La masse de ces informations assure la traçabilité directe de toutes les actions effectuées par un professionnel de santé ou l'établissement, et est comme un outil de communication, de coordination et d'information au sein des acteurs de soins autour du patient. Il permet par la suite d'accompagner et d'interpréter l'intervention et le parcours hospitalier de celui-ci.

Comment peut-on qualifier un bloc chargé

---

[14] BOUDET (G.), HAMON (M.), SEVERIN (J.M.), et al., in *Le secret médical*, Editions Eska et Lacassagne, 2004, page. 51.

d'informations comme étant un dossier médical ? Le document est considéré comme dossier médical lorsque les informations qualifiées ont été recueillies ou élaborées par un professionnel de santé ou de l'établissement hospitalier et qu'elles ont concouru à l'amélioration de son état de santé. Le consentement du patient est toujours sollicité quel que soit le style ou la forme de conservation des données, comme l'a bien dit l'article L.1111-8[15] du Code de la santé publique. Cette même notion du dossier médical personnel est définie par le Lexique des termes juridiques, (22ème édition, Dalloz, 2014-2015) : « *Le dossier médical personnel est constitué de l'ensemble du dossier mentionné à l'Article L1111-8 du Code de la santé publique, notamment des informations qui permettent le suivi et les actes de prestations de soins, le dossier médical du personnel comporte également un volet spécialement destiné à la prévention. Il permet dans le respect des règles déontologiques, le suivi médical. Code de la santé publique en son Article L1111-14*[16] ».

---

[15] Article L1111-8 du Code de la santé publique, Dalloz, 28ème édition 2014, Dalloz 27ème édition 2013, modifié par l'Ordonnance n°2010-177 du 23 février 2010 de coordination avec la loi n°2009-879 du 21 juillet 2009 portant réforme de l'hôpital et relative aux patients, à la santé et aux territoires, version consolidée au 13 avril 2015, page.3585, en son article19 :

« *Les professionnels de santé ou les établissements de santé ou la personne concernée peuvent déposer des données de santé à caractère personnel, recueillies ou produites à l'occasion des activités de prévention, de diagnostic ou de soins, auprès de personnes physiques ou morales agréées à cet effet. Cet hébergement de données, quel qu'en soit le support, papier ou informatique, ne peut avoir lieu qu'avec le consentement exprès de la personne concernée. [...]* ».

[16] Article L.1111-14 modifié par loi n°2011-814 du 7 juillet 2011 relative

L'analyse retenue de ces différentes définitions est le fait que les informations constituant le Dossier Médical du Patient doivent être recueillies par un professionnel de santé ou de l'hôpital ; elles doivent être archivées dans un établissement de santé privé ou public, contribuant à la santé du malade ou à l'évolution de la médecine. De plus, il faut que le patient soit consulté, de son consentement libre et éclairé. La poursuite de cette définition montre que non seulement les éléments qui n'ont pas contribué à la santé du patient ne font pas partie du dossier médical mais qu'il en est de même des données retenues sans l'accord du concerné. Une réflexion plus logique et critique se présente lorsque le médecin retient des informations plus importantes sur la maladie du patient sans le moindre avis du malade et que par la suite ces renseignements ne font pas partie du dossier médical puisqu'ils sont retenus sans son aval. Donc, en suivant le principe de l'article L.1111-8 du Code de la santé publique sur le consentement exprès de la

---

à la bioéthique, Journal Officiel de la République Française, n°0157 du 8 juillet 2011, version consolidée au 13 avril 2015, page.11826, par l'article 9 :

« *Afin de favoriser la coordination, la qualité et la continuité des soins, gages d'un bon niveau de santé, chaque bénéficiaire de l'assurance maladie dispose, dans les conditions et sous les garanties prévues à l'article L1111-8 et dans le respect du secret médical, d'un dossier médical personnel constitué de l'ensemble des données mentionnées à l'article L. 1111-8, notamment des informations qui permettent le suivi des actes et prestations de soins et comportant la mention :* « *a été informé de la loi sur le don d'organes* ». *Le dossier médical personnel comporte également un volet spécialement destiné à la prévention.*

Ce dossier médical personnel est créé auprès d'un hébergeur de données de santé à caractère personnel agréé dans les conditions prévues à l'article L.1111-8. [...] ».

personne concernée, cette dernière ne peut pas accéder à ses informations lors de son passage à l'hôpital. En d'autres termes, si une modalité d'accès est possible, cela reste dans la compétence et du bon gré du professionnel de santé.

Par ce principe, il faut qu'il y ait des mesures de transparences entre le médecin et le malade, ce qui conduira à une exception au principe d'accès pour le patient. Il s'agit d'assurer celui-ci à son tour que le médecin ne va pas dissimuler des informations à son insu.

Le dossier médical obéit à d'autres principes, comme le secret médical qui empêche l'accès au dossier à d'autres personnes sans le consentement éclairé de celle concernée. C'est la sécurisation du dossier médical dans les établissements de santé. Le secret médical est un droit acquis, un « *droit essentiel* » du malade selon l'article L.1110-4[17] du Code de la santé publique qui protège sa vie

---

[17] Article L1110-4 modifié par la loi n°2011-940 du 10 août 2011 modifiant certaines dispositions de la loi n°2009-879 du 21 juillet 2009 portant réforme de l'hôpital et relative aux patients, à la santé et aux territoires, Journal Officiel de la République Française, n°0185 du 11 août 2011, version consolidée au 14 avril 2015, page.13754, à l'article 2 :
« Toute personne prise en charge par un professionnel, un établissement, un réseau de santé ou tout autre organisme participant à la prévention et aux soins a droit au respect de sa vie privée et du secret des informations la concernant.
Excepté dans les cas de dérogation, expressément prévus par la loi, ce secret couvre l'ensemble des informations concernant la personne venues à la connaissance du professionnel de santé, de tout membre du personnel de ces établissements ou organismes et de toute autre personne en relation, de par ses activités, avec ces établissements ou organismes. Il s'impose à tout professionnel de santé, ainsi qu'à tous les professionnels intervenant dans le système de santé.
Deux ou plusieurs professionnels de santé peuvent toutefois, sauf opposition de la personne dûment avertie, échanger des informations

privé et ses informations médicales. Dans ce même principe, une grande protection des informations relatives à la santé du patient est toujours appliquée au sens de l'article L.1111-7 de ce même Code.

Dans l'intérêt du malade et de la médecine, le concept de la sécurisation du Dossier Médical du Patient reconnait un droit d'accès direct au patient et au professionnel de santé. Les proches du patient appelés couramment ayants droits ont en principe une possibilité d'accès limité par certaines exceptions. Le droit d'accès peut être attribué à une personne de confiance ou à un médecin de confiance choisi par le patient.

L'accès à ce dossier est bien défini comme étant le moyen prévu par la loi pour atteindre les informations du dossier médical du patient. Le droit d'accès à ce dernier est un droit fondamental du patient par le principe d'accès aux documents administratifs prévu par la Charte des Droits Fondamentaux de l'Union Européenne. C'est un aspect général octroyé à toute personne sollicitant la consultation des dossiers ou documents administratifs. L'accès à ces documents est défini par le Lexique des termes juridiques, (22ème édition 2014-2015) comme le « *Droit reconnu aux administrés d'accéder à la plus part des documents non nominatifs, ou aux documents nominatifs les concernant. En outre, toute personne a le droit de connaître les informations contenues dans un document administratif dont les*

---

relatives à une même personne prise en charge, afin d'assurer la continuité des soins ou de déterminer la meilleure prise en charge sanitaire possible. Lorsque la personne est prise en charge par une équipe de soins dans un établissement de santé, les informations la concernant sont réputées confiées par le malade à l'ensemble de l'équipe. […] ».

conclusions lui sont opposées [...] ». Mais, une autre conjoncture de définition spécifique d'accès aux informations médicales est bien précisée dans le Code de la santé publique en son article L1111-7 cité précédemment. Il prescrit que chaque patient a le droit de se voir communiquer toutes les informations concernant sa santé, détenues quelle que soit la forme, par un médecin, professionnel de santé ou par l'établissement de santé public ou privé. Ce principe d'accès donné au patient à son dossier dérivait, pour les informations médicales tenues par les établissements de santé publique et privée formant son dossier médical, de la loi n°91-748 du 31 juillet 1991 portant réforme hospitalière, (Journal Officiel de la République Française, n°179 du 2 août 1991, page.10255), selon l'ouvrage « *L'ACCES AU DOSSIER MEDICAL* »[18]. L'accès est clairement précisé par l'article L.1112-1 du Code de la santé publique. Le patient qui a eu des soins dans un établissement de santé public ou privé doit être informé et avoir communication, sur sa demande, de toutes informations médicales définies dans l'article L.1111-7 du Code de la santé publique. Le patient a le droit d'y accéder tout seul ou avec une personne de son choix sans le moindre motif. En dehors du dossier médical contribuant à

---

[18] « *L'ACCES AU DOSSIER MEDICAL : Cette loi était venue en effet affirmer que les établissements publics et les cliniques privées « sont tenus de communiquer aux personnes recevant ou ayant reçu des soins, sur leur demande et par l'intermédiaire du praticien qu'elles désignent, les informations médicales contenues dans leurs dossier médical » V. article. L.1112-1 Code de la santé publique* ». Anne LAUDE, Bertrand MATHIEU, Didier TABUTEAU., *Droit de la santé, presses Universitaires de France-Puf,* 3ème édition mise à jour en novembre 2012, 1ère édition en février 2007, Page : 368-369.

l'évolution de la santé du patient prévu par la loi, le médecin a l'obligation de tenir pour chaque malade une fiche d'observation qui lui est personnelle, classée confidentiellement, avec des éléments actualisés et qui sont nécessaires aux décisions thérapeutiques et aux diagnostics du malade. Le droit accordé au patient de consulter son dossier est élargi pour les informations gardées par les médecins libéraux, un droit protégé par le Code de déontologie médicale[19], (Légifrance, version en vigueur au 5 mars 2015), dont l'article 45 précisait que : « *tout médecin doit, à la demande du patient ou avec son consentement transmettre aux médecins qui participent à sa prise en charge ou à ceux qu'il entend consulter, les informations et documents utiles à la continuité des soins* ».

En médecine, le patient est une personne qui bénéficie d'examens médicaux, de traitements prodigués par un médecin ou autre professionnel de santé pour faire face à une maladie ou à des blessures. Il peut également bénéficier d'actes de prévention. Après une longue période où le droit et la médecine s'ignoraient, seule la Cour de Cassation, dans son noble Arrêt Mercier[20] du 20 mai 1936 qui donne clairement une définition de la relation qui existe entre le médecin et le patient : « *L'obligation de soins découlant du*

---

[19] Décret n°95-1000 du 6 septembre 1995 portant Code de déontologie médicale, Journal Officiel de la République Française, n°209 du 8 septembre 1995, page.13305.

[20] Cour de Cassation, Chambre civile., 20 mai 1936, Dalloz.1936.1.88, rapport Josserand, conclusions. Matter, note signée Eustache PILON (Conseiller) ; Section. 1937.1.321, note Breton ; Gazette du Palais. 1936.2.41 ; Revue Trimestrielle de Droit civil. 1936, page. 691, observation. Demogue ; Grands Arrêts de la Jurisprudence Civile (GAJC), 11°édition., n°161, page.116.

contrat médical et mise à la charge du médecin est une obligation de moyens ; le médecin ne pouvant s'engager à guérir, il s'engage seulement à donner des soins non pas quelconques mais consciencieux, attentifs et conformes aux données acquises de la science ». A partir de cet arrêt, le droit va admettre que la relation médecin/patient reste dans le cadre d'ordre contractuel de confiance. Donc, le patient est un client. Jusqu'à 2008-2010 le contrat est remis en cause et la relation est placée sur une base juridique précisant que le praticien de santé est un dépositaire d'une sorte d'autorité publique qui lui donne une activité de pouvoir public soumis à des règles déontologiques.

Le patient est une personne qui est examinée médicalement ou à qui on a administré un traitement. Etymologiquement, *patient* est dérivé du mot latin *patiens,* découlant du participe présent du verbe latin « *Pati* » qui signifie « *Celui qui souffre* », il reste tout de même une personne soignée par un professionnel médical. Le terme patient, peut être présenté par plusieurs figures. Il est soit un *sujet* dans la recherche, soit un *malade* dans l'hospitalisation, soit un *client* dans la médecine privée ou un *client* devant la médecine anglo-saxonne. L'évolution du mot patient dans la médecine prend de l'ampleur avec une terminologie authentique qui est le terme d'*actient.* C'est une forme contractée entre ces deux mots : ***Action*** et ***Patient***, ce rapprochement est utilisé pour évoquer des personnes qui pratiquent l'automédication. C'est-à-dire un patient qui agit en fonction de l'évolution de son état de santé et qui pose beaucoup plus des questions aux professionnels de santé. Il y a encore, d'autres dénominations communes du terme *patient,* comme *personne soignée, un malade suivi ou bénéficiaire de soins.*

La question du dossier médical présente plusieurs intérêts, à savoir sur le plan social, juridique et médical. Il minimise les risques iatrogènes et évite les doublons d'examen ; il permet de planifier le suivi des patients ; il contribue à la politique de la santé et de la recherche. Il apporte toujours une aide à la décision et à la conclusion du médecin ; la tenue du dossier peut fournir des arguments en cas de mise en cause de la responsabilité professionnelle. Du côté du patient, le dossier lui permet de bénéficier d'un suivi médical coordonné et d'une garantie de diagnostic contrôlé et de thérapeutique renforcée. Il l'incite à s'impliquer dans la gestion de son état de soins et facilite sa prise en charge tout en respectant le secret professionnel médical et sa vie privée. Le patient reste le seul maître de son dossier et autorise tout accès au dossier. Envers son dossier, le patient a droit de rectification conformément à la loi informatique et libertés. La loi lui accorde la possibilité de dissimuler certaines informations à un ou plusieurs professionnels de santé à l'exception du rédacteur, ou à toute personne sollicitant de consulter sans son consentement.

Plus largement, la conception du dossier médical a une portée philosophique considérable en médecine relativement à la science et aux professionnels de santé. Le dossier médical permet à ces derniers un accès bien protégé aux informations de santé provenant d'autres médecins nécessaires pour obtenir une véritable photographie de la santé et mettre à jour l'évolution de la notion de souffrance en temps réel et évolutif. La mise en place d'un logiciel de gestion des données facilite la technique de travail et évite le doublon de la saisie. Avec l'accord du patient, le professionnel en charge de la santé du malade peut accéder à son dossier grâce à sa Carte Personne de Santé et à son identifiant national de santé. L'accès se fait différemment en médecine privée ou en médecine publique. Dans un établissement de santé, l'accès au dossier se fait via la base des données informatisées ou du système d'information de l'établissement de soins.

Le sujet du dossier médical intéresse beaucoup le législateur puisqu'il a l'obligation non seulement d'assurer la stabilité sociale dans les établissements sanitaires mais aussi de créer un climat de confiance entre le malade et le professionnel. Le malade à l'hôpital bénéficie d'interventions et de traitements ; il confie à un praticien de santé sa vie personnelle sans avoir conscience qu'il est autant protégé par le législateur. Autrefois, le patient hésitait à tout dire et à confier au médecin ses peines, à défaut d'être sûr que ses informations personnelles soient bien protégées. Donc, il mettait en cause la loi préexistante lacunaire en termes de droit des patients ainsi que de protection des données purement personnelles.

Le législateur trouve un intérêt juridique à protéger le patient et à encourager le malade à tout confier à son médecin en vue d'une bonne thérapie. En effet, le système de protection en matière législative n'est pas nouveau pour le traitement des données personnelles et les droits des patients. Le texte français du 4 mars 2002 portant sur les droits des malades évoque une protection des droits des patients traitant la question d'accès à leurs données personnelles tout en respectant les lois de protection des données à caractère personnel. La loi n°78-17 du 06 janvier 1978, relative à l'informatique, aux fichiers et aux libertés, (Journal Officiel de la République Française du 1978, Légifrance, version consolidée au 19 mars 2015), modifiée par la loi n°2004-801 du 6 août 2004 relative à la protection des personnes physiques à l'égard des traitements des données à caractère personnel et modifiant la loi n°78-17 du 6 janvier 1978 relative à l'informatique, aux fichiers et aux libertés, (Journal Officiel de la République Française, n°182 du 7 août 2004, page.14063), régit des conflits éventuels. Elle protège des données plus sensibles qui méritent une attention appropriée et particulière. Il est interdit de traiter ou de collecter des données sensibles à caractère personnel qui divulguent directement ou indirectement la personnalité ou l'apparence du patient, tout en sachant que ce principe en vigueur connait d'autres exceptions d'ordre public dans cette même loi en son article 8.

Envers la notion d'*intérêt public*, le Dossier du patient recèle aussi, sous son apparence médicale, une valeur politique qui intéresse la santé publique. D'où l'intégration de la chemise médicale du patient dans l'évolution de la santé publique. Cela donne ou accorde aux instances gouvernementales responsables de la santé publique des dérogations à l'accès au dossier pour des raisons d'intérêt public. L'intérêt général signalé par ce dossier autorise l'accès aux données, sans consentement du patient, si un risque majeur pour la population se présente. Il ouvre encore, avec l'accord du patient, un feu vert aux chercheurs en médecine. Le contenu du dossier médical sert au suivi[21]

---

[21] « *L'intérêt du dossier médical est manifeste pour le patient, mais est aussi essentiel pour le professionnel pour lequel il constitue un instrument de travail et d'échange avec les autres professionnels de santé, consignant la démarche diagnostique, thérapeutique ou préventive et les soins dont la personne a bénéficié. Ainsi, le dossier médical est non seulement un outil d'information pour le patient mais aussi un outil de formation et d'évaluation pour améliorer la connaissance de santé et les pratiques médicales* ». Anne LAUDE, Bertrand MATHIEU, Didier TABUTEAU.,

de patient ; toutefois, il constitue un stockage des informations pouvant à une politique épidémiologique ou à une base de statistiques aux chercheurs[22] en médecine. La chemise médicale contient plusieurs dossiers tels que le dossier communiquant en cancérologie, le dossier hospitalier, le dossier administratif et le dossier pharmaceutique… etc. Tous ces éléments constituent un seul dossier mais avec la problématique de la propriété du dossier. La loi de 1978 et plus précisément celle du 2004 ont réglé ce problème en donnant la propriété du Dossier médical au malade.

L'attribution de propriété fait que le patient lui-même reste une problématique dans la médecine. Par le passé, le problème d'accès au dossier médical a sollicité beaucoup de réflexions dans la médecine et dans la vie juridique. Actuellement, la profession médicale n'est pas une activité solitaire ; cet exercice inclut plusieurs professionnels acteurs de toutes sortes de soins intervenant dans la prise en charge du malade. Un problème se pose, car on se demande quelles informations le médecin en charge du patient est autorisé à partager avec son équipe médicale et d'autres médecins dans le suivi du patient. Existe-il des limites à ce principe de partage des données ? Plus la médecine évolue, plus le problème du dossier médical s'accroit. Quelles sont les dispositions applicables en matière du dossier médical dans les établissements privés et dans l'hôpital public ? Comment le dossier médical est-il constitué et quelles sont ses

---

Droit de la santé, presses Universitaires de France-Puf, 3ème édition mise à jour en novembre 2012, 1ère édition en février 2007, *Page : 368.*

22 MALICIER (D.), FLEUGET (P.), DEVEZE (F.)., *Le secret médical,* Editions Eska et Lacassagne, 2004, page.61.

différentes formes ? Le contenu du dossier médical informatisé diffère-t-il de celui du support papier ? Quelles sont les modalités d'accès possibles au dossier médical et quelles sont les personnes habilitées à cet accès ? Quelles autorisations accorder aux ayants droit, aux tuteurs et aux experts judicaires vis-à-vis du dossier médical du patient ? Existe-t-il un dossier médical oral du patient ? Quelle est la valeur des propos tenus oralement par le médecin traitant ou par son équipe ? Sur d'autres points, des interrogations sont possibles sur l'existence du dossier médical et son apport à la science, mais aussi sur l'intérêt que le législateur donne au dossier médical. La protection accordée au malade par le législateur sur son parcours médical lui suffit-il pour tout avouer devant son médecin ? Les professionnels de soins, privés ou publics, se posent plusieurs questions sur l'existence et le devenir du dossier médical du patient au sein de l'hôpital et chez les patients. Comment les médecins, dans un hôpital ou toute structure de soins, s'approprient-ils l'instrument ou discernent-il les informations du dossier médical du patient pour le développement de la santé et l'évolution de la prise en charge du malade avant, pendant et après l'hospitalisation ?

Une enquête a été faite sous forme d'une fiche de questionnaire auprès des professionnels exerçant dans les établissements de soins de suite et de réadaptation et d'autres établissements de réinsertion sociale sur la thématique du dossier médical du patient dans la médecine. La même enquête est réalisée dans les établissements de soins psychiatriques auprès des praticiens pour la crédibilité du dossier médical du patient sur support papier et informatisé dans la médecine. L'intérêt particulier de la recherche était de savoir si le lien tissé par le réseau informatique à la mise en place du dossier médical du patient a permis des progrès, des renforcements des capacités, de l'amélioration du système de soins et permet aussi de mettre un plan de mutualisation de soins du patient et un décloisonnement de l'organisation. L'important ici est d'effectuer tout d'abord, une recherche exploratoire sous forme d'une revue des textes existants ou un pré-enquête sur le terrain ; ce qui a permis de démontrer ou de prouver la fiabilité ou la validité de l'interrogation de la recherche et de viser la question à débattre. Le dossier médical du patient dans la médecine reste un outil considérable de la vie privée du patient, et pareillement, un élément important dans la politique de santé publique.

C'est à l'ensemble de toutes ces questions que la recherche sur le dossier médical du patient à l'hôpital est tacitement confrontée. En fait, le législateur et le juge sont également confrontés dans ce même circuit d'interrogation. L'objet principal de cette recherche est d'apporter des réponses aux questions qui précèdent pour harmoniser la profession médicale. Avant d'assujettir les modalités d'accès au dossier médical du patient en (Partie. II) il serait judicieux d'étudier le dossier médical du patient dans les établissements de santé publics ou privés en (Partie. I).

Première partie

Le dossier médical du patient dans les établissements de santé publics ou privés

Partie I
Le dossier médical du patient dans les établissements de santé publics ou privés

La création du Dossier Médical du Patient est une obligation dès le premier contact du patient avec son médecin pour des raisons de soins quelle que soit la modalité de soins. La consultation peut être directe à l'hôpital ou en dehors de l'hôpital et même à domicile.

Le terme « Dossier Médical du Patient » désigne le document de recueil et de conservation de l'ensemble des informations de santé et de vie privée, administratives, médicales et paramédicales, pharmaceutiques, formalisées, actualisées et enregistrées par un praticien de santé pour le patient accueilli dans un établissement de santé à quelque titre que ce soit. En principe, les informations administratives du dossier du patient sont issues du document administratif qui précise son identité exacte et d'autres points sociodémographiques.

Sont considérées comme informations médicales

toutes les données recueillies par un praticien traçant un parcours médical d'un malade avant, pendant et après sa sortie de l'hôpital. Le Dossier Médical est un outil qui assure la traçabilité de chaque intervention effectuée pour le patient. Le dossier médical permet, dans sa forme, de faire comprendre le parcours hospitalier d'un malade mais aussi reflète la valeur ajoutée de chaque intervention du praticien de santé à la restauration ou la protection ainsi qu'à l'amélioration des soins de santé du patient.

Les dossiers du patient doivent être unifiés et couplés pour faciliter et donner au praticien un accès possible et rapide aux informations du malade dès son entrée dans l'établissement de soins. Cela nécessite aussi la mise en place d'un système d'archivage plus efficace permettant immédiatement de connaître leur localisation, éventuellement sur une base de données fiable et sécurisée. Notons que, quel que soit le choix des praticiens, la mise en place d'un dossier médical est un préalable aux obligations du médecin pour la bonne gestion des informations de santé.

La portée obligatoire des principes relatifs à la constitution et à la conservation du dossier médical est d'autant plus essentielle qu'ils sont liés aux sources du Code de la santé publique et aux différentes lois et règlements en vigueur. Les médecins sont les garants incontestables des modes d'accès au Dossier Médical du Patient.

Les éléments constitutifs du dossier médical du patient et son contenu, et, la conservation du dossier médical du patient en Chapitre I et II.

Chapitre I
Les éléments constitutifs du dossier médical du patient et son contenu

La constitution dudit dossier, ses diverses composantes ainsi que son contenu sont des structures mises en place lors de l'hospitalisation du malade. Cette étape de la constitution du dossier médical à l'hôpital fait l'objet d'une réglementation. La loi réglemente la tenue et le contenu ainsi que l'accès et la conservation du dossier du patient dans les établissements de soins.

Le Code de la santé publique a bien réglementé cette structure mais le système pourrait évoluer si certaines recommandations tant de la part de professionnels que de patients étaient prises en compte. La constitution du dossier médical nécessite l'existence de plusieurs supports. A savoir en principe : le support papier et le support informatique. Ce dernier reste un peu compliqué du fait de la complexité du système informatique en matière de conservation du dossier médical dans ses différents supports.

Le dossier peut avoir un minimum de volume lorsqu'il

se limite à une simple feuille ou à une fiche d'observation, ou un maximum de volume lorsqu'il rassemble plusieurs observations médicales, des examens médicaux, des avis de diagnostics, les directives de suivi médical du patient et des échanges entre professionnels… etc. Le Code de la santé publique dans ses Articles R.1112-1 à R.1112-9 précise en grand détail le contenu du dossier et précise de plus les documents qui doivent y figurer. Le texte envisage trois catégories d'éléments d'informations que doit contenir le dossier médical du patient :

– Les informations recueillies lors de consultations externes dispensées au sein de l'établissement au service des urgences ou pendant son admission ou bien même les informations retenues au cours du séjour hospitalier. Une liste des pièces, les étapes suivies par le médecin, les objectifs et les origines des interventions et des consultations ou de l'admission, ainsi que les différentes conclusions des différentes cliniques, et les informations de la prise en charge en cours d'hospitalisation doivent tous être mentionnés dans la lettre du médecin. Un élément important doit être lisible dans la lettre du médecin : le consentement éclairé du patient doit être écrit et actualisé à chaque intervention. Ce principe est légalement ou réglementairement exigible du médecin avant de commencer ses interventions sur le malade.

– Les informations de fin de séjour, les comptes rendus d'hospitalisation et la lettre rédigée pour autoriser la sortie du patient.

– Les informations recueillies par le médecin auprès d'une tierce personne intervenant dans la thérapie du patient.

Les éléments constituant le dossier médical du patient

doivent tous être datés, signés et mentionner l'identité du malade et du professionnel de santé en charge de la rédaction du dossier qui est, bien sûr, le médecin traitant.

Jusqu'à présent la médecine admet que la constitution et la conservation du dossier médical d'un malade est un atout pour sa santé en tant qu'il améliore sa prise en charge et son suivi.

Après avoir examiné la composition du dossier médical du patient dans les établissements de soins *(publics et privés)* en section 1 nous verrons le contenu du dossier médical du patient en section 2.

Section 1 : LA COMPOSITION DU DOSSIER MEDICAL DU PATIENT DANS LES ETABLISSEMENTS DE SOINS PUBLICS ET PRIVÉS.

La loi n°2002-303 du 4 mars 2002 relative aux droits des malades et à la qualité du système de santé, dite loi Kouchner[23], ou loi anti-Perruche[24], est considérée comme

---

[23] **Bernard Kouchner** est né le 1er novembre 1939 à Avignon. Il est (un) médecin et homme politique français parmi les cofondateurs des Médecins Sans Frontière et Médecins du Monde. Il était ministre dans différents gouvernements de gauche et de droite. La « ***loi Kouchner*** » : modifie en principe les dispositions de la loi de 1990, relatives à l'hospitalisation sans le consentement du malade. La loi édicte en outre qu'« *aucun acte médical ni aucun traitement ne peut être pratiqué sans le consentement libre et éclairé de la personne et ce consentement peut être retiré à tout moment* ».

[24] L'**affaire Perruche** est une affaire qui a vraiment influencé les médecins et même les juges. Cette affaire relative à l'indemnisation du « *préjudice d'être né* » handicapé et la « *responsabilité médicale* », qui s'est passée à partir de 1989 en France, devant les tribunaux français et le parlement. L'affaire est portée devant la Cour européenne des droits de l'Homme et ensuite devant le Conseil constitutionnel. L'affaire porte le nom de

une loi qui règle les problèmes du système de santé ou les difficultés soulevées par l'arrêt Perruche[25]. Cette loi après plusieurs concertations des instances spécialisées dans la santé vise à développer la démocratie sanitaire au profit des patients, des praticiens et du système de santé. Le dossier médical est un document composé d'informations administratives nominatives. La composition du dossier sur support papier ou informatisé doit porter l'identité du patient et son adresse ainsi que l'adresse du professionnel de santé et son établissement de soins. La mise en place du dossier est obligatoire lorsqu'une personne est hospitalisée dans un établissement public ou privé. Il rassemble toutes les informations du patient formalisées par les praticiens qui participent à l'évolution de son état de santé. D'une manière générale, les informations ou données doivent être de nature sociale, civile, administrative ou sanitaire. Il doit être structuré et organisé suivant les principes et dans le respect des dispositions réglementaires aux termes de l'article R.1112-2 du Code de la santé publique.

Quelques précisions sur la mise en place du dossier médical, la composition du dossier médical ont effectivement leurs raisons d'être. Il est important pour la formalisation des données recueillies autour du malade relatives à sa santé. Une fois le dossier mis en place, le médecin en est le seul responsable sous peine de sanctions

---

Nicolas Perruche, qui est né handicapé à la suite de la contraction par sa mère d'une rubéole non diagnostiquée. Elle n'avait pu dès lors recourir à une interruption volontaire de grossesse.

[25] Cour de Cassation, Assemblée Plénière, 17 novembre 2000, 99-13.701 ; Dalloz. 2000, I.R. p.295 (Perruche) ; Conclusions M. Sainte-Rose, Avocat Général, Rapport Sargos ; Bulletin d'Information de la Cour de Cassation (BICC). 526.

en cas de violation de la vie privée du patient ou de l'accès illégal au dossier.

§1) La réglementation.

Sur le plan de la réglementation, les règles précisent que le dossier administratif alimente d'une manière générale le dossier médical du malade avec tous les éléments permettant au médecin d'identifier son patient, sa situation administrative, sa couverture sociale, et en cas de nécessité, les différentes permissions mentionnées par la réglementation, telles que :

L'obtention d'une autorisation ou permission pour une intervention chirurgicale d'un patient mineur. Il faut mentionner les autorisations obtenues pour opérer un patient mineur selon les principes de l'*arrêté interministériel du 11 mars 1968 portant règlement des archives hospitalières, Journal Officiel de la République Française, du 25 octobre 1968, page.10 039, et du décret n°74-27 du 14 janvier 1974 relatif aux règles de fonctionnement des centres hospitaliers et des hôpitaux locaux en son Article 28 (abrogé au 27 mai 2003 par le décret) 2003-462/2003-05-21) ; Journal Officiel de la République Française, du 16 janvier 1974, page.603.*

- Au cas où le patient a signé une décharge pour sa sortie contre l'avis du médecin ;
- Ou en cas d'un constat de fugue du patient.
- Lorsqu'il y a un refus d'autorisation d'une autopsie manifesté par le patient ou d'un prélèvement d'organe sur son corps en cas de décès[26].

[26] Décret n°97-704 du 30 mai 1997 relatif au registre national automatisé des refus de prélèvement sur une personne décédée d'organes, de tissus

D'autres points importants à souligner : en cas d'une hospitalisation d'un patient, le dossier médical doit porter l'identification du patient, l'identité de la personne de confiance et la première personne à prévenir en cas de situation difficile, sauf en cas d'hospitalisation sous « X[27] » (articles R.1112-3 et R.1111-6 du Code de la santé publique[28]). Un patient peut demander la non divulgation

---

et de cellules et modifiant le Code de la santé publique, Journal Officiel de la République Française, n°127 du 3 juin 1997, page.8897. *(Deuxième partie : Décrets en Conseil d'Etat)*. *Article R.671-7-6 du Code de la Santé Publique.*

[27] Chaque patient, pendant son hospitalisation, a la possibilité ou le droit de demander à son médecin que son hospitalisation soit couverte d'un caractère privé en demandant la non-divulgation de sa présence à l'hôpital.

[28] *« Article R1112-3 du Code de santé publique : Le dossier comporte l'identification du patient ainsi que, le cas échéant, celle de la personne de confiance définie à l'Article L. 1111-6 et celle de la personne à prévenir.*

Chaque pièce du dossier est datée et comporte l'identité du patient avec son nom, son prénom, sa date de naissance ou son numéro d'identification, ainsi que l'identité du professionnel de santé qui a recueilli ou produit les informations. Les prescriptions médicales sont datées avec indication de l'heure et signées ; le nom du médecin signataire est mentionné en caractères lisibles.

R1111-6 du Code de la santé publique : Toute personne majeure peut désigner une personne de confiance qui peut être un parent, un proche ou le médecin traitant, et qui sera consultée au cas où elle-même serait hors d'état d'exprimer sa volonté et de recevoir l'information nécessaire à cette fin. Cette désignation est faite par écrit. Elle est révocable à tout moment. Si le malade le souhaite, la personne de confiance l'accompagne dans ses démarches et assiste aux entretiens médicaux afin de l'aider dans ses décisions.

Lors de toute hospitalisation dans un établissement de santé, il est proposé au malade de désigner une personne de confiance dans les conditions prévues à l'alinéa précédent. Cette désignation est valable pour la durée de l'hospitalisation, à moins que le malade n'en dispose autrement.

de son identité et de sa présence dans l'établissement de santé ainsi que de son état de santé. Une exception à ces mesures s'applique en cas d'un mineur soumis à tutelle ou à une autorisation parentale ainsi qu'aux réserves mises en place par les dispositions de l'article L.1111-5 du Code de la santé publique.

Il est important de retenir que la notion de confidentialité est différente de celle d'anonymat. Puisque ce dernier désigne un patient dont l'identité est méconnue, son dossier médical est classé top secret. Suite à sa protection, son identité est juridiquement identifiée par d'autres procédés comme les dons de gamètes ou d'organes, les consultations anonymes pour la prévention, les accouchements sous X… etc. Il n'y a pas dans les principes de la pratique médicale, d'autres possibilités juridiques en dehors de ces cas de prononcer l'admission d'un patient ou de ses consultations sous couvert de l'anonymat, si ce n'est une exception toute particulière pour un patient inconscient ne portant sur lui aucun document permettant son identification.

Parmi les mesures les plus importantes à prendre dans les établissements hospitaliers pour améliorer la qualité du Dossier Médical, l'administration de l'hôpital doit prendre des dispositions pour que le dossier administratif du patient, élaboré lors du premier contact aux urgences, soit distinct de celui du dossier médical. C'est-à-dire que le dossier administratif ne doit pas avoir dans son contenu des

---

Les dispositions du présent article ne s'appliquent pas lorsqu'une mesure de tutelle est ordonnée. Toutefois, le juge des tutelles peut, dans cette hypothèse, soit confirmer la mission de la personne de confiance antérieurement désignée, soit révoquer la désignation de celle-ci ».

notions ou des données de nature médicale. Les établissements de santé dans leur ensemble se voient dans l'obligation d'appliquer le décret n°2002-780 du 3 mai 2002[29] précisant les documents que le gestionnaire doit tenir.

S'agissant du registre des agents administratifs, il est loisible de se poser une question : **La tenue d'un registre sur support papier pour les admissions est-elle une obligation pour les établissements de santé ?**

La réponse à cette interrogation est simple, il n'y avait pas de fondement juridique portant un aspect d'ordre général qui exige la tenue d'un registre mentionnant les entrées à l'hôpital sous format papier. Toutefois, la tenue d'un tel registre est exigée pour les hospitalisations psychiatriques faites sans le consentement du patient ou dans le cadre des services urgences. C'est sur la base d'une disposition conventionnelle que l'obligation de la tenue et de la communication d'un registre mentionnant les entrées et les sorties du patient à l'hôpital est devenue obligatoire. *« L'arrêté du 23 juin 1978, repris à l'article 25 du contrat type constituant la base du contrat d'objectifs et de moyens des établissements d'hospitalisation privée annexé au Contrat national tripartite du 15 avril 1997*[30] *signé entre l'Etat, les caisses nationales*[31] *d'assurance maladie et les syndicats*

---

[29] Décret n°2002-780 du 3 mai 2002 fixant le contrat type des contrats pluriannuels d'objectifs et des moyens mentionnés à l'article L.6114-3 du Code de la santé publique, Journal Officiel de la République Française, n°105 du 5 mai 2002, page.8640.

[30] Contrat national tripartite du 15 avril 1997 signé entre l'Etat, les caisses nationales d'assurance maladie et les syndicats représentatifs de l'hospitalisation privée.

[31] Accord entre l'Etat, les caisses nationales d'assurance maladie et les

représentatifs de l'hospitalisation privée »[32].

Les deux sources de droit citées précédemment ont été abrogées et rapidement remplacées par le ***décret n°2002-780 du 3 mai 2002 fixant le contrat type des contrats pluriannuels*** *d'objectifs et de moyens mentionnés à l'article L.6114-3 du Code de la santé publique,* ***(Journal Officiel de la République Française, n°105 du 5 mai 2002, page.8640).*** **L'article 7 dudit décret précise les documents médico-administratifs obligatoires que le gestionnaire doit prendre en charge et notamment une fiche administrative d'admission mentionnant la date et l'heure de l'entrée et de sortie du patient. Autrement, le décret n°2006-1332 du 2 novembre 2006- relatif aux contrats pluriannuels d'objectifs et de moyens et modifiant le Code de la santé publique, (Journal Officiel de la République Française, n°255 du 3 novembre 2006, page.16274), dispositions réglementaires générale(s) aux deux secteurs hospitaliers public/privé – a abrogé l'annexe à l'article R.710-7 susvisée et qui avait comme spécificité le contrat d'objectifs et de moyens passés entre l'Agence Régionale Hospitalière et les seuls établissements privés.**

Entre temps, le *décret n°2006-576 du 22 mai 2006 relatif à la médecine d'urgence*[33] maintient le principe d'obligation

---

syndicats représentatifs des cliniques privées relatif à l'objectif quantifié national des établissements privés de santé régis par les articles L.162-22-2 du Code de la sécurité sociale et L.710-16-2 du Code de la santé publique pour 1998, Journal Officiel de la République Française, n°79 du 3 avril 1998, page.5155.

[32] http://www.fhp.fr, (consulté le 17 mai 2015).

[33] Décret n°2006-576 du 22 mai 2006 relatif à la médecine d'urgence et modifiant le Code de la santé publique (dispositions réglementaires), Journal Officiel de la République Française, n°119 du 23 mai 2006,

de la tenue d'un registre (Article R.6123-23 Code de la santé publique[34]). Comme le registre tenant les informations administratives doit être différent des données médicales, le dossier médical comporte aussi en complément des informations médicales, des informations personnelles sur le malade, ainsi que des informations provenant de tierces personnes et de notes professionnelles. Les manuscrits de santé élaborés par le praticien restent aussi un complément du dossier pour le patient.

A) Les informations constituant le dossier médical du patient.

Les informations constituant le dossier médical du patient restent limitées aux données imposées par la loi et règlementation hospitalière. La règle impose que les données soient classées en fonction des valeurs et objectifs de chaque donnée. Dans la profession médicale, le gestionnaire de dossiers classe le Dossier Médical du Patient dans son chemisier en trois grandes parties importantes. Il y a d'abord les éléments relatifs à son hospitalisation, puis d'autres éléments déterminant la sortie du patient de l'hôpital et enfin, les éléments planifiant la continuité et le suivi de l'état de santé du patient en dehors de l'établissement de soins. Le médecin doit faire en sorte que ces éléments soient lisibles et bien sécurisés.

Une quatrième partie non-négligeable doit aussi être

---

page.7531.

[34] Article R.6123-23 Code de la Santé Publique : « *L'établissement tient dans la structure des urgences un registre chronologique continu sur lequel figurent l'identité des patients accueillis, le jour, l'heure et le mode de leur arrivée, l'orientation ou l'hospitalisation, le jour et l'heure de sortie ou de transfert hors de la structure des urgences. Ce registre est informatisé* ».

mise en place, cette dernière partie retrace manifestement les données ayant intérêt à être partagées ou connues par l'équipe médicale traitante. Ces données sont celles qui ne relèvent pas de la prise en charge de l'amélioration du soin du patient et qui ont été fournies par un ou des tiers, cela sous-entend l'entourage, les proches ou toute autre personne détenant quelques informations sur le patient.

L'article R.1112-2[35] du Code de la santé publique

---

[35] « *Article R.1112-2, Modifié par le Décret n°2006-119 du 6 février 2006. Un dossier médical est constitué pour chaque patient hospitalisé dans un établissement de santé public ou privé. Ce dossier contient au moins les éléments suivants, ainsi classés :*

1° Les informations formalisées recueillies lors des consultations externes dispensées dans l'établissement, lors de l'accueil au service des urgences ou au moment de l'admission et au cours du séjour hospitalier, et notamment : a) La lettre du médecin qui est à l'origine de la consultation ou de l'admission ;

b) Les motifs d'hospitalisation ;

c) La recherche d'antécédents et de facteurs de risques ;

d) Les conclusions de l'évaluation clinique initiale ;

e) Le type de prise en charge prévu et les prescriptions effectuées à l'entrée ;

f) La nature des soins dispensés et les prescriptions établies lors de la consultation externe ou du passage aux urgences ;

g) Les informations relatives à la prise en charge en cours d'hospitalisation : état clinique, soins reçus, examens para-cliniques, notamment d'imagerie ;

h) Les informations sur la démarche médicale, adoptée dans les conditions prévues à l'article L.1111-4 ;

i) Le dossier d'anesthésie ;

j) Le compte rendu opératoire ou d'accouchement ;

k) Le consentement écrit du patient pour les situations où ce consentement est requis sous cette forme par voie légale ou réglementaire ;

l) La mention des actes transfusionnels pratiqués sur le patient et, le cas échéant, copie de la fiche d'incident transfusionnel mentionnée au deuxième alinéa de l'article R 1221-40 ;

m) Les éléments relatifs à la prescription médicale, à son exécution et aux examens complémentaires ;

impose la mise en place du dossier médical en termes d'obligation. Par ailleurs, il est aussi bien précisé que par le principe de la démocratie et la transparence de l'état de santé du patient, seuls les éléments qui se trouvent dans la catégorie 1 et 2 sont éligibles à la communication du dossier du malade.

Le raisonnement juridique qui peut être aussi médical dans cette classification est de mettre à l'écart les informations relevant de tierces personnes concernant le malade mais aussi concernant ces tiers. Dans ce même raisonnement juridique, il y a le contrôle du droit et des limites d'accès au dossier médical du patient sujet du dossier et ses ayants droits. Selon ce principe de droit, il y a aussi des textes qui limitent l'accès du patient à son dossier qui fait l'objet d'études. Donc, le patient n'a pas le droit d'accès

---

n) Le dossier de soins infirmiers ou, à défaut, les informations relatives aux soins infirmiers ;

o) Les informations relatives aux soins dispensés par les autres professionnels de santé ;

p) Les correspondances échangées entre professionnels de santé ;

q) Les directives anticipées mentionnées à l'article L.1111-11 ou, le cas échéant, la mention de leur existence ainsi que les coordonnées de la personne qui en est détentrice.

2° Les informations formalisées établies à la fin du séjour. Elles comportent notamment :

a) Le compte rendu d'hospitalisation et la lettre rédigée à l'occasion de la sortie ;

b) La prescription de sortie et les doubles d'ordonnance de sortie ;

c) Les modalités de sortie (domicile, autres structures) ;

d) La fiche de liaison infirmière ;

3° Les informations mentionnant qu'elles ont été recueillies auprès de tiers n'intervenant pas dans la prise en charge thérapeutique ou concernant de tels tiers.

Sont seules communicables les informations énumérées aux 1° et 2° ».

aux informations qui ont été recueillies par un médecin mais qui ne le concernent pas directement et qui ne font pas partie de l'évolution de son état de santé.

La répartition des informations et la limitation du droit d'accès au patient s'appuient sur deux sources du droit.

• D'une part, sur *la loi **n°78-753** du 17 juillet 1978 – appelée la loi Commission d'Accès aux Documents Administratifs (CADA),* ***portant diverses mesures d'amélioration des relations entre l'administration et le public et diverses dispositions d'ordre administratif, social et fiscal***, Journal Officiel de la République Française du 18 juillet 1978, page 2851- qui dans son article 6-II[36] exclut la communication au demandeur, source principale du dossier, des informations nominatives qui ne le concernent pas directement. Ce sont les informations qui sont données par un usager.

• D'autre part, la loi n°2002-303 du 4 mars 2002 relative aux droits des malades et à la qualité du système de santé appelée loi Kouchner – (Journal Officiel de la République Française, n°54 du 5 mars 2002, page.4118), modifiant le Code de la santé publique – qui impose dans l'article

---

[36] « *Article 6 II :*
Ne sont communicables qu'à l'intéressé les documents administratifs :
- dont la communication porterait atteinte à la protection de la vie privée, au secret médical et au secret en matière commerciale et industrielle ;
- portant une appréciation ou un jugement de valeur sur une personne physique, nommément désignée ou facilement identifiable ;
- faisant apparaître le comportement d'une personne, dès lors que la divulgation de ce comportement pourrait lui porter préjudice.
Les informations à caractère médical sont communiquées à l'intéressé, selon son choix, directement ou par l'intermédiaire d'un médecin qu'il désigne à cet effet, dans le respect des dispositions de l'article L. 1111-7 du Code de la santé publique ».

L.1110-4 du Code de la santé publique le secret des informations concernant une personne. Il évoque même de placer sous le secret des confidences toutes révélations qu'un usager peut faire directement ou indirectement à un professionnel de santé lors de la prise en charge du patient à l'hôpital. Le tiers fournisseur de ces informations se voit aussi appliquer le secret vis-à-vis du patient au simple motif que ces informations n'entrent pas directement dans la prise en charge du patient.

Une réflexion dans cette recherche propose que les informations qui ont été recueillies auprès d'un usager, d'un tiers ou d'un proche apparaissent de manière bien distincte dans le dossier : d**es feuilles de couleurs, des polices en gras, des codes de couleurs, des cadres, des feuilles séparées, des parties soulignées, autocollants de références… etc.**

L'article R.1112-2 du Code de la santé publique en quelques précisions, énumère une liste minimale obligatoire à laquelle le praticien doit se référer en matière de mode ou de type de prise en charge ainsi que de modalité d'hospitalisation privée/publique. Ces informations doivent en principe faire partie intégrante du dossier du moment qu'elles font partie de la prise en charge du malade et qu'un besoin de partager avec l'équipe médicale se présente. A retenir que le dossier de soins ou les informations relatives aux soins font incontestablement partie du dossier médical du patient au même titre que le dossier d'anesthésie ou du service chirurgical.

1) Les informations du patient.

La règlementation de l'hôpital précise que le dossier médical représente le patient et qu'il est un élément très dynamique formalisé pour être le support de toutes les informations données à l'occasion de l'hospitalisation du malade.

Toute personne, au titre de patient, a droit à l'égard de son médecin ou de son établissement hospitalier d'être informée sur son état de santé et sur la progression de son état de santé. La communication de ces informations provient des différentes investigations, des actions de prévention signalées au patient et/ou des traitements administrés.

Le patient peut demander à être informé sur les actes qui ont été pratiqués, sur leur utilité, leur urgence, leurs conséquences et les risques habituels ou bien graves probables ainsi que sur les autres solutions possibles et sur les conséquences possibles en cas de refus des soins par le patient lui-même. L'article L.1111-2 du Code de la santé publique[37] précise que toute personne a droit d'être

---

[37] Article L.1111-2, Modifié par la loi n°2009-879 du 21 juillet 2009, Code de la santé publique :

« *Toute personne a le droit d'être informée sur son état de santé. Cette information porte sur les différentes investigations, traitements ou actions de prévention qui sont proposés, leur utilité, leur urgence éventuelle, leurs conséquences, les risques fréquents ou graves normalement prévisibles qu'ils comportent ainsi que sur les autres solutions possibles et sur les conséquences prévisibles en cas de refus. Lorsque, postérieurement à l'exécution des investigations, traitements ou actions de prévention, des risques nouveaux sont identifiés, la personne concernée doit en être informée, sauf en cas d'impossibilité de la retrouver.*

Cette information incombe à tout professionnel de santé dans le cadre de ses compétences et dans le respect des règles professionnelles qui lui sont applicables. Seules l'urgence ou l'impossibilité d'informer peuvent l'en dispenser.

Cette information est délivrée au cours d'un entretien individuel.

La volonté d'une personne d'être tenue dans l'ignorance d'un diagnostic ou

informée de toutes les informations tirées par le professionnel de santé qui en a la charge. En cas d'urgence ou d'impossibilité d'informer, le médecin peut passer outre.

a) Le droit à l'information.

Le droit du patient d'être informé de chaque intervention ou de son état de santé incombe directement à la personne responsable de son état de santé. Comme la profession du médecin est diversifiée, les responsabilités varient aussi en fonction du praticien et du service en charge. Il faut que l'informateur reste dans le cadre de ses compétences et du respect des règles professionnelles qui lui

---

d'un pronostic doit être respectée, sauf lorsque des tiers sont exposés à un risque de transmission.

Les droits des mineurs ou des majeurs sous tutelle mentionnés au présent article sont exercés, selon les cas, par les titulaires de l'autorité parentale ou par le tuteur. Ceux-ci reçoivent l'information prévue par le présent article, sous réserve des dispositions de l'article L.1111-5. Les intéressés ont le droit de recevoir eux-mêmes une information et de participer à la prise de décision les concernant, d'une manière adaptée soit à leur degré de maturité s'agissant des mineurs, soit à leurs facultés de discernement s'agissant des majeurs sous tutelle.

Des recommandations de bonnes pratiques sur la délivrance de l'information sont établies par la Haute Autorité de santé et homologuées par arrêté du ministre chargé de la santé.

En cas de litige, il appartient au professionnel ou à l'établissement de santé d'apporter la preuve que l'information a été délivrée à l'intéressé dans les conditions prévues au présent article. Cette preuve peut être apportée par tout moyen.

L'établissement de santé recueille auprès du patient hospitalisé les coordonnées des professionnels de santé auprès desquels il souhaite que soient recueillies les informations nécessaires à sa prise en charge durant son séjour et que soient transmises celles utiles à la continuité des soins après sa sortie ».

sont applicables. Dans la pratique, ces informations sont données lors d'un entretien entre le patient et son médecin. Les informations du patient peuvent porter sur le : « *[…] trouble ou […] la pathologie en cause, […] ses manifestations, sa gravité et ses conséquences, aux traitements et médicaments prescrits, à leur posologie, leurs effets secondaires éventuels, aux interactions médicamenteuses, aux risques éventuels liés aux médicaments, à une intervention chirurgicale, aux options thérapeutiques (choix des traitements et soins), aux éventuels examens complémentaires (bilans biologiques, imagerie médicale, tests), à la prévention, au mode de vie (hygiène alimentaire, activité physique recommandée*[38]*)* » *un établissement d'hébergement pour personnes âgées dépendantes (EHPAD Hospi-Conseil).* Les informations doivent d'une manière générale être loyales, accessibles, claires et appropriées. Toutes ces informations permettent au patient de faire un choix très considérable parmi les actes qui sont envisagés, et le consentement du patient doit être libre de toute pression et éclairé. Le patient appose sa signature sur le document complet pour signifier son consentement et prouver qu'il a obtenu toutes les informations possibles concernant sa santé et qu'il les a comprises. Autrement, le document signé est intitulé ***Consentement éclairé mutuel*** **et mentionne en grands caractères les informations orales et écrites relatives à l'opération.**

b) Le droit réservé au patient de participer aux grandes décisions concernant sa santé.

Tout patient en collaboration avec son médecin traitant

[38] *http://www.ehpadhospiconseil.fr*, (consulté le 17 mai 2015).

ou avec l'équipe médicale participant à l'évolution de sa santé peut, compte tenu des informations données, ou des recommandations qui lui sont immédiatement fournies, participer aux grandes décisions concernant sa santé. Jusqu'à aujourd'hui, la loi interdit au médecin de prendre des décisions ou d'appliquer un acte médical sans le moindre avis ou le consentement libre et éclairé du patient sujet de droit. Le patient a le plein droit de refuser que lui soit appliqué des soins auquel il n'a pas consenti ou administré des traitements non-consentis.

c) Le consentement du patient.

La loi réserve au patient un droit fondamental à consentir à toutes les pratiques que l'on envisage de lui appliquer. Ce consentement libre et éclairé doit être mentionné en **caractères lisibles** dans son dossier médical. Ce dossier doit comporter chaque détail sur le recueil du consentement : par exemple les mesures d'urgence vitales, l'impossibilité d'avoir le consentement du patient ou l'incapacité du malade d'exprimer sa volonté à son médecin et de recevoir des informations possibles. En dehors de tous les cas cités précédemment, le consentement doit être recueilli préalablement. Mais la possibilité de révocation du consentement reste toujours un droit du patient à tout moment.

Le médecin a l'obligation de respecter impérativement le choix ou la volonté du patient donné dans les actes de sa profession. La *loi du 4 mars 2002 relative aux droits des malades et à la qualité du système de santé* prévoit que le médecin doit d'une manière générale respecter à la lettre la volonté de la personne, après l'avoir informée de toutes les conséquences de ses choix. En cas de déviance du patient aux traitements prescrits par le médecin, il est de plein droit que le médecin le respecte mais entre-temps il doit le convaincre de reprendre le traitement.

Pour le patient mineur ou majeur sous tutelle, des dispositions particulières sont applicables. Dans une telle situation, les parents en charge de l'autorisation parentale ou le tuteur qui exerce le droit du patient doivent en principe participer à la décision des traitements du patient. Le consentement aux soins nécessite une information bien précise de la part de l'équipe soignante et pour l'aspect médical, est une des exigences réclamées par le patient.

Ce droit qui est un droit acquis pour le malade est accompagné par de nombreux textes[39] qui le protègent.

---

[39] *« – la loi n° 91-748 du 31 juillet 1991 portant réforme hospitalière consacre le droit à l'information : « les établissements de santé, publics ou privés, sont tenus de communiquer aux personnes recevant ou ayant reçu des soins, sur leur demande et par l'intermédiaire du praticien qu'elles désignent, les informations médicales contenues dans leur dossier médical » ;*
– Le Code de déontologie médicale précise : « Le médecin doit à la personne qu'il examine, qu'il soigne ou qu'il conseille, une information loyale, claire et appropriée sur son état, les investigations et les soins qu'il lui propose. Tout au long de la maladie, il tient compte de la personnalité du patient dans ses explications et veille à leur compréhension » (article 35) ; « Le consentement de la personne examinée ou soignée doit être à rechercher dans tous les cas » (article 36) ; et article 42 pour les mineurs ou majeurs protégés : « Un médecin appelé à donner des soins à un mineur ou à un majeur protégé doit s'efforcer de prévenir ses parents ou son représentant légal et d'obtenir leur consentement » ;
– Le Code civil : « Il ne peut être porté atteinte à l'intégrité du corps humain qu'en cas de nécessité thérapeutique pour la personne. Le consentement de l'intéressé doit être recueilli préalablement, hors le cas où son état rend nécessaire une intervention thérapeutique à laquelle il n'est pas à même de consentir » (article 16-3 et 16-1) ;

d) La personne de confiance mentionnée dans le dossier médical du patient.

La personne de confiance est une personne importante dans la vie médicale du patient mais elle présente aussi une grande importance médicale pour le médecin traitant. Elle a une valeur de confiance auprès du malade. Son identité au complet doit être bien mentionnée dans le dossier médical du patient et à son tour, elle a l'obligation de respecter le malade et de garder pour elle le secret qui lui est confié.

Elle est très importante dans la profession médicale puisque le praticien peut, en cas de besoin, recourir à elle pour lui demander ou lui confier quelques informations concernant son patient. Mais, il est aussi important pour le médecin de contrôler les informations demandées puisqu'il doit rester dans les limites des droits accordés à la personne de confiance par le patient. Ses attributions doivent impérativement faire partie du dossier médical pour que le praticien ait une vision de la partie confiée à cette personne.

La personne de confiance doit être désignée par le patient tant qu'il est apte à discerner, il ne faut pas que sa capacité de discernement soit mise en cause. Il faut que le patient soit encore libre de faire son choix sans aucune pression. La désignation doit se faire purement par écrit et être jointe au dossier médical du patient. Le patient est libre de révoquer à tout moment le choix de la personne de confiance même par voie orale. Les mineurs ou majeurs sous tutelle ne peuvent pas en principe désigner une personne de confiance mais dans

---

– La charte du patient hospitalisé, titre IV : « aucun acte médical ne peut être pratiqué sans le consentement du patient, hors le cas où son état rend nécessaire cet acte auquel il n'est pas à même de consentir » ». (ONM) Ordre National des Médecins.

certaines exceptions il reste à l'appréciation du juge d'accepter ou de refuser la personne de confiance désignée par ces deux patients cités précédemment.

La loi du 4 mars 2002 relative aux droits des malades et à la qualité de santé modifiant le Code de la santé publique précise dans l'article L.1111-6 du Code de la santé publique[40] que si le patient le souhaite, la personne de confiance peut l'accompagner dans ses démarches et assister à tous les entretiens médicaux afin de l'assister pour chaque décision médicale. Toutes ces informations doivent faire partie du dossier médical puisqu'il est un outil de réflexion et de synthèse médicale ainsi que paramédicale en vue de toutes les démarches préventives éventuelles, de diagnostic ou de thérapeutique. Mentionner toutes ces informations dans le dossier du malade favorise sa prise en charge pendant son hospitalisation.

---

[40] Article L.1111-6 du Code de la santé publique, Modifié par la loi n°2005-370 du 22 avril 2005 relative aux droits des malades et à la fin de vie, Journal Officiel de la République Française, n°95 du 23 avril 2005, page.7089 : « *Toute personne majeure peut désigner une personne de confiance qui peut être un parent, un proche ou le médecin traitant, et qui sera consultée au cas où elle-même serait hors d'état d'exprimer sa volonté et de recevoir l'information nécessaire à cette fin. Cette désignation est faite par écrit. Elle est révocable à tout moment. Si le malade le souhaite, la personne de confiance l'accompagne dans ses démarches et assiste aux entretiens médicaux afin de l'aider dans ses décisions.*
Lors de toute hospitalisation dans un établissement de santé, il est proposé au malade de désigner une personne de confiance dans les conditions prévues à l'alinéa précédent. Cette désignation est valable pour la durée de l'hospitalisation, à moins que le malade n'en dispose autrement.
Les dispositions du présent article ne s'appliquent pas lorsqu'une mesure de tutelle est ordonnée. Toutefois, le juge des tutelles peut, dans cette hypothèse, soit confirmer la mission de la personne de confiance antérieurement désignée, soit révoquer la désignation de celle-ci ».

La présence de la personne de confiance peut en cas de perte de conscience du patient permettre de prendre des décisions majeures à la place du patient.

2) Les informations administratives

Le décret n°2002-780 du 3 mai 2002 précise qu'« *Une fiche administrative d'admission comportant pour chaque malade hospitalisé, le nom et l'adresse du malade, son numéro d'immatriculation, sa caisse d'affiliation, la date et l'heure de son entrée, la discipline d'admission, la notion de transfert éventuel, la date et l'heure de sortie*[doit être établie]. *Une fiche d'aptitude de retour au domicile est exigée pour les patients traités en structure alternative* ».

Conformément au principe général posé par la loi n°78-753 du 17 juillet 1978 relative à la communication des documents administratifs, le dossier dit administratif du malade, ou ce que l'on appelle habituellement la fiche de renseignements administratifs, peut être communiqué au malade qui veut exercer son droit de vérification des informations données, ou faire des rectifications dans le cadre du droit attribué par la loi hospitalière.

Dans le cadre de son bon fonctionnement, pour toute personne faisant objet d'une hospitalisation, ou d'une consultation dans un hôpital ou en dehors de l'établissement de soins, l'administration hospitalière doit obligatoirement établir un dossier administratif distinct du dossier médical du praticien de santé. L'administration a l'obligation de conserver indéfiniment le registre des entrées et sorties des patients hospitalisés ainsi qu'un registre d'urgence conforme aux dispositions mises en place par l'article R.712-74 du Code de la santé publique lorsque l'établissement de soins accueille des patients qui ont besoin d'une prise en charge par le service des urgences, « *Les établissements de santé titulaires de l'autorisation prévue au 1er de l'article R. 712-63 doivent faire tenir dans le service ou l'unité de proximité un registre chronologique continu, dont le modèle est arrêté par le ministre chargé de la santé, sur lequel figurent l'identité des patients accueillis par le service ou par l'unité de proximité, le jour, l'heure et le mode de leur arrivée, l'orientation ou l'hospitalisation, le jour et l'heure de sortie ou de transfert hors du service ou de l'unité de proximité* ».

Le dossier administratif est annoté de l'identification exacte du patient et de ses informations sociodémographiques qui enrichissent par la suite le dossier médical du patient dans son processus de soins. Des mesures d'authentification et de garanties des informations données doivent être appliquées par l'agent administratif qui a recueilli ces informations. Le système administratif doit avoir des mesures permanentes de mise à jour régulière des informations administratives recueillies. Le document administratif doit comporter les informations suivantes :

- L'état civil du patient,
- Sa couverture sociale,
- Son statut matrimonial,
- Le statut de l'employeur,
- Son certificat médical,… etc.

Le certificat médical du patient est classé comme un document administratif à la suite d'un arrêté sur l'hospitalisation d'office du patient, il est également considéré comme une information administrative du patient.

L'*Article 7*[41] du ***décret n°2002-780 du 3 mai 2002 fixant le contrat type des contrats pluriannuels d'objectifs et des moyens mentionnés à l'article L.6114-3 du Code de la santé publique,*** **mentionne en long et en large les documents administratifs complémentaires du dossier médical du patient.**

---

[41] Article 7 du ***décret n°2002-780 du 3 mai 2002*** : Documents médico-administratifs obligatoires.

« Le gestionnaire s'engage à tenir les documents suivants, dans le respect des règles du secret professionnel, à la disposition des personnels habilités à procéder à des contrôles, notamment en application des dispositions de l'article R.162-32-2 Code de la sécurité sociale :

I. – Une fiche administrative d'admission comportant, pour chaque malade hospitalisé, le nom et l'adresse du malade, son numéro d'immatriculation, sa caisse d'affiliation, la date et l'heure de son entrée. La fiche du malade comporte également mention de la discipline d'admission ainsi que, le cas échéant, des transferts qui ont pu intervenir au cours du séjour entre les différentes disciplines de l'établissement, ou de façon définitive ou provisoire vers d'autres établissements. La date et l'heure de la sortie du malade sont mentionnées, accompagnées de la fiche d'aptitude de retour au domicile pour les patients traités en structure alternative.

II. – Un document retraçant l'ensemble des soins dispensés au patient.

III. – Un dossier du malade hospitalisé conforme aux dispositions de l'article R.710-2-1 du Code de la santé publique.

IV. – Un cahier d'intervention ou d'accouchement comportant la date et l'heure des actes, le nom du patient ou de la parturiente, le nom du praticien ayant effectué l'intervention, du médecin accoucheur ou de la sage-femme ayant réalisé l'accouchement, ainsi que celui de l'anesthésiste ou du réanimateur, ou tout autre praticien présent lors de l'intervention. Le cahier doit comporter la signature de chacun des praticiens présents ainsi que le coefficient applicable aux actes pratiqués permettant de les facturer.

V. – Un registre d'urgence conforme aux dispositions de l'article R.712-74 du Code de la santé publique ».

a) Les formalités administratives

Chaque malade a droit à l'accès au soin. Le Code de la santé publique garantit aux malades l'accès aux soins et notamment aux personnes les plus démunies. L'égalité au traitement et aux soins des personnes vulnérables est bien précisée dans le Code de la santé publique dans ses articles L.1110-1 et L.1110-3. Une autre particularité est aussi envisagée, un professionnel de santé n'a pas le droit d'interdire l'accès aux soins à toute personne malade bénéficiaire de la Couverture Maladie Universelle (CMU) ou de l'aide médicale de l'Etat (A.M.E.). En d'autres termes, les malades étrangers ou en situation irrégulière sont pris en charge au même titre que les malades nationaux.

Les établissements de soins doivent garantir une qualité de soins, d'accueil et de traitements aux malades. Le professionnel a l'obligation avec tous ces moyens de soulager la douleur du patient et de mettre en œuvre toutes les mesures en vue d'assurer à tous les patients une vie digne pendant les traitements et une attention spécifique à la fin de vie du patient. Mais une procédure d'admission est mise en place pour pouvoir bien accueillir le patient et garantir la qualité de la vie du malade sollicitant des soins dans un établissement de santé public ou privé.

- **Des mesures d'admission :**

Dans le cadre général, l'admission est prononcée par le Directeur de l'établissement après un avis présenté par la commission médicale et le cadre supérieur de santé. Il est suggéré de passer par le bureau d'accueil qui reçoit les patients munis de certains documents obligatoires qui doivent être présentés par le malade lui-même ou ses proches :

- Le livret de famille,

- La carte d'assuré social et la complémentaire de santé *(mutuelle ou autre)*,

- Les coordonnées d'une ou deux personnes à prévenir en cas de besoin.

Toutes ces informations constitueront un document administratif qui sera remis au service d'urgence qui prendra en charge le patient.

• **Les services en charge de l'hospitalisation :**

Après la transmission[42] du dossier et le transfert du patient du service de court séjour appelé communément des urgences *(médecine, chirurgie…)* **dans les services de soins de suite ou de réadaptation** ou de moyen séjour, le dossier sera transmis au **service des soins de longue durée** *(long séjour)*. C'est dans ce service que le patient sera hospitalisé et que tous les examens médicaux seront envisagés.

• **La prise en charge :**

Dans le dossier médical administratif de la personne sujet de soins médicaux, doivent figurer les frais de ses séjours dans l'établissement. Les frais formulant la période du séjour du patient à l'hôpital sont répartis en termes de pourcentages par les organismes de prise en charge. A 80 ou 100 % pour les organismes de sécurité sociale et si le patient hospitalisé ne bénéficie pas d'une affection de longue durée (100 %), la mutuelle assurera le complément de la charge du patient. Certains forfaits journaliers sont également soit à la charge du patient soit pris en charge par la mutuelle du

---

[42] Arrêté du 9 octobre 1995 fixant les modalités de transmission des informations nécessaires au suivi et à la traçabilité des éléments et produits du corps humain (organes, tissus et cellules ou leurs dérivés) utilisés chez l'homme à des fins thérapeutiques, Journal Officiel de la République Française, n°247 du 22 octobre 1995, page.15489.

patient. Ces informations constituent une partie du dossier médical administratif du patient et seront notifiées au patient.

b) Le certificat médical.

Le certificat médical n'est pas forcément un élément du dossier médical du patient. Le certificat médical sera considéré comme une composante du dossier médical et intégré dans le dossier lorsque le malade hospitalisé en fait la demande de même que si le patient sortant présente un besoin de certificat médical. Le document faisant l'objet du certificat médical du patient peut être remis en main propre ou par voie postale à l'intéressé. Par mesure de prudence et de droit, le certificat médical ne peut en aucune circonstance être délivré à un tiers sauf si des mesures d'exceptions légales se présentent ou par dispositions jurisprudentielles. La loi précise en son article R.4127-76 du Code de déontologie médicale, figurant dans le Code de la santé publique sous les numéros R.4127-1 à R.4127-112 que : « *L'exercice de la médecine comporte normalement l'établissement par le médecin, conformément aux constatations médicales qu'il est en mesure de faire, des certificats, attestations et documents dont la production est prescrite par les textes législatifs et réglementaires. Tout certificat, ordonnance, attestation ou document délivré par un médecin doit être rédigé lisiblement en langue française et daté, permettre l'identification du praticien dont il émane et être signé par lui. Le médecin peut en remettre une traduction au patient dans la langue de celui-ci* ». *Pour des motifs de protection des biens et de la santé du patient, certaines personnes sont considérées comme des tierces et n'ont pas le droit de recevoir un certificat médical du patient concernant leur malade : « Le conjoint, le concubin, les membres de la famille, l'employeur, l'avocat, l'assistante sociale, l'assureur, tout membre de service administratif ou médico-social, tout médecin tiers, tout ami, etc. »*[43].

c) Le patient inconscient.

La loi a classifié d'autres possibilités permettant au conjoint d'avoir communication du certificat médical du patient dans l'article L.1110-4 du Code de la santé publique qui dispose qu'« *en cas de diagnostic ou de pronostic grave, le secret médical ne s'oppose pas à ce que la famille, les proches de la personne malade ou la personne de confiance définie à l'article L.1111-6 reçoivent les informations nécessaires destinées à leur permettre d'apporter un soutien direct à celle-ci, sauf opposition de sa part* ».

Cette communication est aussi possible dans les cas où le pronostic du malade est plus réservé et où le certificat doit être consacré à apporter au patient un soutien direct, par exemple, « *La prise en charge par une assurance des frais médicaux et d'hospitalisation* »[44].

d) Les documents de sortie.

La sortie du patient est prononcée par le médecin traitant sur avis médical et traitée par le service en charge de l'état de santé du patient. Si un besoin se présente, le

---

[43] Rapport, *Le droit à l'information : « **LE DOSSIER MEDICAL** »*, Editions WEKA-Responsabilités des personnels de santé, 02 octobre 2009, Page 4/28.

[44] Commission d'Accès aux Dossiers Administratif, avis du 18 juin 2009, séance n°20091755, Directeur du centre hospitalier Albertville Moutiers.

praticien peut faire appel au service social des hospitalisés pour un accompagnement (Accompagnement social). Donc, une lettre de sortie est adressée directement au médecin en charge des soins pour éviter tous retards dans la gestion de la sortie.

Le patient hospitalisé a plusieurs possibilités de sortie de l'hôpital. Plusieurs formulaires sont disponibles chez le praticien pour sa demande de sortie. Certains documents permettent au malade de faire un traitement, un soin sans faire une consultation en ville, comme l'ordonnance et la prescription. Il est applicable à toutes sortes de pratiques demandant ou non d'envoyer le malade à son médecin de ville, avec ou sans, une communication d'un courrier de suivi de soins et d'obtenir une prescription et des traitements hospitaliers.

Le médecin est dans l'obligation d'assurer des soins à son patient d'une manière continue tout en sachant que le patient bénéficie d'un principe du droit lui donnant la liberté de choix de son médecin privé et de le voir chaque fois qu'il le désire.

Pour les mineurs, à leur sortie de l'hôpital au service en charge de soins, ils sont confiés à leurs parents ou à leurs représentants légaux munis d'un justificatif de lien de parenté ou d'une autorisation parentale. Les formalités restant à la charge du parent seront mentionnées dans le dossier médical du mineur.

- **Une sortie contre l'avis du médecin :**

Le patient hospitalisé peut, de son plein gré, s'il le souhaite, quitter l'établissement des soins sans l'avis du médecin, adresser un courrier à son médecin de l'hôpital lui demandant la sortie et signer un document avant la sortie justifiant qu'il est informé de tous les risques et conséquences éventuelles qui peuvent lui arriver suite à son état de santé en déchargeant l'hôpital de toutes responsabilités. Mais, cette décharge n'empêche en aucun cas le retour du malade à l'hôpital en cas de présence de risque pour son état de santé.

B) Les informations professionnelles de santé.

Pour la bonne pratique de la profession médicale, il est apparu nécessaire d'élaborer un document d'information de santé destiné aux professionnels de santé en charge du patient et à d'autres organismes intervenant au soins du patient afin de leur permettre de répondre aux interrogations posées sur la santé du malade et sur d'autres questions potentielles de la médecine. Il est aussi important que ces notes retracent le suivi et l'accompagnement du malade quelle que soit la modalité de traitement choisie par le patient et le caractère de l'établissement de soin public/privé. Cette note professionnelle de cadrage présente d'une manière générale la saisine ou le plan envisagé dans le processus de l'amélioration des soins du malade et facilite la lecture de toutes les équipes participantes dans la prise en charge du malade. L'objectif principal est de suivre au plan technique, la santé du patient, d'évaluer de jour en jour l'évolution du malade et de mettre en place une stratégie interventionnelle du praticien.

Ces informations peuvent dans plusieurs cas servir dans la politique préventive de la santé. Ces documents doivent impliquer tous les professionnels de santés concernés au sens large de la profession tels que : les médecins, les pharmaciens, les sages-femmes, les infirmières ainsi bien sûr que les premiers intervenants dans la politique des soins comme les travailleurs sociaux et les associations susceptibles d'être impliquées dans des questions de prévention.

La notion d'information professionnelle a fait l'objet de plusieurs définitions comme celle de l'auteur F.H. Roger-France « ***Le dossier est une mémoire écrite des informations cliniques, biologiques, diagnostiques et thérapeutiques d'un malade, à la fois individuelle et collective, constamment mise à jour***[45] », (Agence Nationale d'Accréditation et d'Evaluation de Santé, Service évaluation des pratiques professionnelles, Juin 2003).

1) Les éléments constitutifs des informations professionnelles.

Selon l'article R.1112-2 du Code de la santé publique dans la numérotation 1°, niveau n et o les informations professionnelles sont les suivantes : « *n) Le dossier de soins infirmiers ou à défaut les informations relatives aux soins infirmiers ; o) les informations relatives aux soins dispensés par les autres professionnels de santé* ». Ces éléments sont en principe archivés ensemble dans le dossier médical pour des soins paramédicaux.

Peuvent être inclus dans le dossier du patient les éléments suivants :

– « *Des informations médicales antérieures à l'hospitalisation ou à la consultation actuelle (identité, anamnèse, allergies, antécédents, traitements, etc.) ;*

---

[45] Rapport d'évaluation de l'Agence Nationale d'Accréditation et d'Evaluation en Santé : Manuel d'accréditation : « *évaluation des pratiques professionnelles dans les établissements de santé (dossier du patient) règlementation et recommandations, Paris, juin 2003 service d'évaluation des pratiques* ».

– Des informations relatives à la personne et à ses habitudes de vie ;

– Des informations médicales produites au cours du séjour en établissement de santé (observations, comptes rendus d'examens, prescriptions, comptes rendus opératoires, anatomopathologie, feuilles de température, lettres de sortie, etc.) ;

– Des informations relatives aux soins paramédicaux dispensés par les infirmiers et les autres professionnels de santé », (Agence Nationale d'Accréditation et d'Evaluation de Santé, Service évaluation des pratiques professionnelles, Juin 2003).

C'est dans les notes professionnelles que tous les médecins hospitaliers publics ou privés doivent enregistrer toutes leurs observations, leurs interventions et toutes les hypothèses qu'ils mentionnent en conclusion. De même les sages-femmes[46] à leur tour, sont appelées à noter leur parcours d'intervention et leurs observations ainsi que les traitements établis. Dans cette partie complémentaire du dossier médical du patient, les professionnels dits paramédicaux peuvent formuler un dossier complémentaire appelé ***dossier de soins paramédicaux*** regroupant en général les empreintes d'observations, les actions de soins et assurent au patient la continuité de soins et enfin font une évaluation de la situation de sa santé.

Les infirmiers[47], les kinésithérapeutes, les

---

[46] Décret n°91-779 du 8 août 1991 portant Code de déontologie des sages-femmes, Journal Officiel de la République Française, n°189 du 14 août 1991, page.10765.

[47] Décret n°93-221 du 16 février 1993 relatif aux règles professionnelles des infirmiers et infirmières aux fonctions d'auxiliaire de puériculture, Journal Officiel de la République Française, du 1993, page.2646.

diététiciennes, les orthophonistes ou les autres professionnels contribuent à la mise en place du dossier médical du patient et au rétablissement de sa santé. Les services aux soins d'infirmeries peuvent constituer un dossier du patient défini comme « ***un document unique et individualisé regroupant l'ensemble des informations concernant la personne soignée. Il prend en compte l'aspect préventif, curatif, éducatif et relationnel du soin. Il comporte le projet de soins qui devrait être établi avec la personne soignée. Il contient des informations spécifiques à la pratique infirmière*** », (Agence Nationale d'Accréditation et d'Evaluation de Santé, Service évaluation des pratiques professionnelles, Juin 2003).

a) Le manuscrit du professionnel de santé et les recueils d'une tierce personne.

Dans la profession médicale, le médecin a dans son casier de dossier médical du patient, un manuscrit formulant le suivi de consultation du patient d'une manière écrite. La pratique du manuscrit s'est affirmée pendant longtemps dans l'Antiquité et se développa peu-à-peu en Italie à la fin du Moyen Age. La médecine européenne considérait beaucoup cette pratique. A l'époque moderne, les médecins faisaient appel à cette pratique dans les hôpitaux européens et la médecine française s'est bien adaptée. La spécificité de la langue vernaculaire au XVIIIe Siècle, les manuscrits qui formulaient les conclusions des médecins étaient des textes rédigés sur certains nombres des pages pour résumer les consultations faites à distance ou les rencontres des maladies précises ou des éventuelles questions de santé.

Les manuscrits d'une manière générale ont une valeur

scientifique : chaque médecin présente les informations mémorisées ou collectées lors d'une rencontre avec les patients dans des séances de discussions avec l'équipe médicale sur la maladie ou sur diagnostic. Au fil de la discussion, ils arrivent à une décision thérapeutique tout en tenant compte les causes et les mécanismes intentés, et donnent en suite une liste des remèdes à prendre. Il ordonne avec un accord collégial un régime à suivre adapté à l'évolution de l'état de la santé du patient. Les manuscrits rédigés lors des consultations sont une source d'information importante pour les historiens qui s'intéressent aux usages médicaux et rapprochement entre médecin et patient.

Dans la conception des documents manuscrits du dossier médical, les écrits des infirmiers ou des aides-soignants et de tous les autres praticiens figurent dans le concept de soins du patient et peuvent donner lieu à un manuscrit complémentaire dans le dossier du patient qui sera utile dans la thérapie du malade. Il est en principe une composante du dossier médical selon l'Article R1112-2 du Code de la santé publique. Les informations du service de soins infirmiers et celles relatives aux soins dispensés par d'autres praticiens sont classées en sous dossiers.

Dans la pratique médicale, depuis 1978, différents textes juridiques donnent la possibilité au service de soins infirmier de constituer et gérer un dossier de soins infirmier pour le patient. Le ***décret n°2002-194 du 11 février 2002***[48] ***relatif aux actes professionnels et à l'exercice de la profession d'infirmier*** **rappelle que l'infirmier dans**

[48] Décret n°2002-194 du 11 février 2002 relatif aux actes professionnels et à l'exercice de la profession d'infirmier, Journal Officiel de la République Française, n°40 du 16 février 2002, page.3040.

l'exercice de sa profession contribue aussi au recueil tant des données cliniques et épidémiologiques qu'aux informations utiles à d'autres praticiens particulièrement le médecin traitant pour poser ses diagnostics et faire une évaluation au final pour les effets de la prescription. L'article 3 du même décret confirme que les infirmiers ont en charge la conception, l'utilisation et la gestion du dossier infirmier. Article 3 du décret n°2002-194 : « ***Il est chargé de la conception, de l'utilisation et de la gestion du dossier de soins infirmiers*** ». Les infirmiers en charge du patient dans leurs responsabilités professionnelles ont droit d'élaborer ce document et aucune personne ne peut s'opposer à sa conception : ni le médecin traitant ni le patient sujet du dossier ne peuvent faire obstacle à la réalisation dudit manuscrit. Ce même décret n°2002-194 du 11 février 2002 précise de manière développée dans ses articles 3, 5, 6, 7 et 13 les éléments qui constituent le dossier de soins infirmiers du patient. Le dossier infirmier doit contenir tous les éléments suivants : « *[…] toutes les informations pertinentes sur les problèmes de santé, les diagnostics infirmiers, les observations pendant le séjour, les feuilles de transmissions infirmières, les interventions de soins, les fiches de liaison interservices, la fiche de synthèse élaborée à la sortie du patient et la fiche de liaison pour les modalités de suivi. Toutes les informations du dossier de soins doivent être authentifiées (signées, datées), le responsable des écrits et des actes devant être clairement identifié (nom, fonction)* ».

2) Les informations sociodémographiques.

Le ***Ministère de l'emploi, de la cohésion sociale et du***

logement et le Ministère de la santé et des solidarités[49] ont mis en place en France, le 3 novembre 2006 le système de Recueil d'Informations Médicalisées en Psychiatrie (RIM-P), précisant les données sociodémographiques du patient par un Arrêté du 29 juin 2006[50] dans les établissements de soins. La politique du système de Recueil d'Informations Médicalisées en Psychiatrie a comme objectif de représenter une étape de mise en place une cellule de Valorisation de l'Activité en Psychiatrie. Ils ont mis en place sur ce projet de document, de mémoire du patient, plusieurs types de modèles et de division de la prise en charge financière. Ce mémoire a une envergure complémentaire du dossier du patient et apporte en lui une mission d'intérêt général, des médicaments onéreux et d'une grande valeur spécifique sur la notion géo-populationnelle. Par les objectifs et les principes attribués à cet arrêté, le Recueil d'Information Médicamenteux Psychiatrique est un outil qui relève d'une manière très considérable, l'évaluation médico-économique que certains établissements de soins psychiatriques pratiquent dans leur système interne en suivant les normes envisagées par la Loi du 31 juillet 1991. La présente information complémentaire vise à fournir dans le dossier

---

[49] Le Ministère de l'emploi, de la cohésion sociale et du logement et le Ministère de la santé et des solidarités, Paris, le 3 novembre 2006, Direction de la Recherche, des Etudes, de l'Evaluation et des Statistiques-Observation de la Santé et de l'Assurance Maladie (DREES-OSAM) N°06/35.

[50] **Arrêté du 29 juin 2006 relatif au recueil et au traitement des données d'activité médicale des établissements de santé publics ou privés ayant une activité en psychiatrie et à la transmission d'informations issues de ce traitement dans les conditions définies aux articles L. 6113-7 et L. 6113-8 du Code de la santé publique,** Journal Officiel de la République Française, n°156 du 7 juillet 2006, page.10217.

du patient et dans la pratique médicale des recommandations expliquant des cas particuliers du patient.

Les informations sociodémographiques représentent aussi un modèle particulier de mise en œuvre. Le patient porte dans son dossier un lien appelé Identifiant Permanent Patient (IPP), que les établissements qui ont plusieurs sites de prise en charge des patients doivent veiller en permanence à ce que tous les sites soient connectés en formant un bloc unique d'identification d'information de leurs patients par la méthode ou le moyen d'un Identifiant Permanent Patient. C'est un identifiant qui doit être d'une manière générale mis en place automatiquement dès le premier contact du patient avec son établissement d'accueil et même les différentes structures isolées de l'établissement d'accueil doivent aussi être au courant de la présence du patient et être en mesure de l'utiliser à chaque contact du patient et les autres structures.

Il est encore important de savoir que l'identifiant Permanent Patient (IPP) diffère de l'identifiant dit séjour et de la consultation utilisée pour des fins de passage dans l'établissement. En d'autres termes, cet identifiant caractérisé par un numéro Identifiant Permanent Patient (IPP) sera utilisé en cas d'export du Recueil d'Informations Médicalisées en Psychiatrie (RIM-Psy) et en cas de topographie avec les données complémentaires à caractère social.

Les bases des données sociodémographiques selon la réglementation englobe le dossier administratif qui est alimenté par le dossier du patient avec tous les éléments permettant d'identifier le patient, sa situation administrative, sa couverture sociale, ainsi que, si nécessaire, les différentes autorisations requises par la réglementation. Ces informations sont bien évidemment précisées par le Code de la santé publique, un Arrêté interministériel et un Décret[51]. Les autorisations d'opérer un patient mineur[52], le refus d'autoriser une autopsie ou un prélèvement d'organes sur une personne décédée[53], les décharges pour sortie contre avis médical, les constats de fugue.

Autre point important : si l'identification de patient et son hospitalisation ne sont pas sous « x »[54], le dossier doit

---

[51] Décret n°2002-780 du 3 mai 2002 fixant le contrat type des contrats pluriannuels d'objectifs et des moyens mentionnés à l'article L.6114-3 du Code de la santé publique, Journal Officiel de la République Française, n°105 du 5 mai 2002, page.8640 : « *Une fiche administrative d'admission comportant pour chaque malade hospitalisé, le nom et l'adresse du malade, son numéro d'immatriculation, sa caisse d'affiliation, la date et l'heure de son entrée, la discipline d'admission, la notion de transfert éventuel, la date et l'heure de sortie. Une fiche d'aptitude de retour au domicile est exigée pour les patients traités en structure alternative* ».

[52] Arrêté interministériel du 11 mars 1968 portant règlement des archives hospitalières, Journal Officiel de la République Française, du 25 octobre 1968, page.10039 et décret n°74-27 du 14 janvier 1974 r**elatif aux règles de fonctionnement des centres hospitaliers et des hôpitaux locaux en son Article 28 (abrogé au 27 mai 2003 par le décret 2003-462/2003-05-21),** Journal Officiel de la République Française, du 16 janvier 1974, page.603.

[53] **Décret n°97-704 du 30 mai 1997 relatif au registre national automatisé des refus de prélèvement sur une personne décédée d'organes, de tissus et de cellules et modifiant le Code de la santé publique (deuxième partie : décrets en Conseil d'Etat),** l'Article R.671-7-6 du Code de la Santé Publique, Journal Officiel de la République Française, n°127 du 3 juin 1997, page.8897.

[54] Tout patient à l'hôpital a la possibilité de demander que son hospitalisation reste dans un aspect privé en sollicitant devant son médecin la non-divulgation de sa présence ou de son séjour à l'hôpital,

comporter encore, si essentiel, l'identité de la personne de confiance et celle de la personne à prévenir en cas de nécessité.

§2) Autres formes du dossier médical du patient.

Le patient fait l'objet d'une procédure sensible à l'hôpital et cela permet aux législateurs de mettre place d'autres mesures de protection du Dossier Médical du Patient. La science médicale se voit aussi impliquée dans le suivi de l'évolution de la science de la technologie. La loi impose des règles à suivre pour normaliser les informations du patient tenues dans le système informatique. Les données du patient ou ses informations classées informatiquement font partie intégrante du dossier complet du patient. Et cela, impose forcément aux agents du service informatique d'une obligation du respect aux données du dossier du patient. La loi de la bioéthique[55] qui protège les données et les informations du patient hospitalisé donne au patient un accès libre à ses informations.

La loi française de protection des données personnelles installe des principes ainsi que des normes que reprennent les législateurs français sur l'indépendance et les droits des usagers du système de santé public ou privé.

L'obligation imposée au personnel médical de recueillir le consentement loyal, libre et éclairé du patient ou de ses proches est la base, le fondement de tout traitement des données personnelles. Ce qui fait que le Dossier Médical est

---

d'où on appelle hospitalisation sous « x ». Une seule exception est évidente chez les mineurs soumis à l'autorité parentale.

[55] **La loi n°2004-800 du 6 août 2004 relative à la bioéthique,** Journal Officiel de la République Française, n°182 du 7 août 2004, page.14040.

un projet capital ou est au centre de la problématique « *Informatique et Libertés* » dans la médecine. L'informatisation du dossier médical met à la charge du médecin et son équipe du service informatique un fardeau au niveau de la sécurisation des données personnelles.

Une autre typologie du Dossier Médical fait l'objet d'un grand débat qui concerne les praticiens, les législateurs mais aussi les patients et les usagers de l'hôpital. Le Dossier Médical Oral du Patient (DMOP), diffère des autres typologies du Dossier Médical du Patient. La manière de le conserver et de le gérer ainsi que de le consulter. Il est plus sensible que toutes les autres formes du dossier médical prévues dans la loi. L'échange oral que fait le patient avec les agents de santé et les praticiens de santé ainsi qu'avec les différents contacts qu'il fait dans l'établissement de santé constitue le départ du dossier médical qui retrace le parcours médical du patient d'une manière générale. Le dossier médical oral est un élément fondamental du secret professionnel du praticien médical et des agents de l'administration hospitalière.

Garder le silence sur les informations du patient est un atout recherché dans la profession médicale. La loi n'a pas expressément parlé du dossier médical du patient mais le dossier médical du patient peut être maîtrisé par le praticien dans la mesure où il est son médecin traitant, il retient peu à peu les informations du patient. Le silence est imposé en principe aux praticiens médicaux.

A) Le dossier informatisé du patient.

Comme toute typologie du dossier médical, le dossier informatisé et sécurisé accompagne le malade/patient tout au long de son séjour à l'hôpital mais aussi dans sa vie en général. Ces informations classées informatiquement sont accessibles sur internet. La base des données informatisées est un ensemble de services permettant aux malades/patients et tous les professionnels du domaine de la santé autorisés, de partager ou d'accéder partout et à tout moment, sous forme de support informatique, les informations de santé classées informatiquement qui sont importantes pour la coordination des soins du malade.

L'informatisation du dossier médical sert à centraliser les informations médicales du patient tels que les antécédents et les allergies, les prescriptions médicamenteuses, les comptes-rendus d'hospitalisation et de consultations, ou encore les résultats d'examens complémentaires. Dans la philosophie de santé publique le dossier médical reste dans le cadre de service public gratuit.

1) L'évolution de la forme du dossier médical : du support papier à la dématérialisation.

La mutation du dossier médical est une suite logique de l'évolution de la politique du système de santé pressée par la technologie de l'information et de la communication. Avec l'urgence que présente le malade en cas de situation grave, le recours aux archives support papier du dossier médical du patient par le praticien prenait aussi du temps pour sauver le malade. Les établissements de santé à leur tour considèrent que ce retard est dû au système d'archivage des dossiers médicaux qui est une obligation de l'établissement. Ce dernier qui a peur d'être attaqué pour faute ou de manquer à ses obligations de sécurité de résultat, embrasse l'idée de mettre en place un système facilitant le recours aux archives des dossiers médicaux. D'où l'informatisation des données personnelles du patient, un sujet qui intéresse les législateurs et les médecins mais aussi les informaticiens.

La loi du 13 août 2004 relative à l'Assurance Maladie, (Journal Officiel de la République Française, n°190 du 17 août 2004, page.14598), se présente comme un outil de continuité de l'action gouvernementale relative à la conception du dossier médical. Il ne faut pas oublier que cette loi a mis en place le concept du dossier médical qui vient compléter la loi du 4 mars 2002 relative aux droits des malades et à la qualité du système de santé, (Journal Officiel de la République Française, n°54 du 5 mars 2002, page.4118), dont elle avait déjà annoncé la reforme. Un travail scientifique d'état de lieux de l'action gouvernementale avant la mise en place de la loi de 2004 sera fait pour cerner une analyse des dispositions de la nouvelle loi et de sa mise en pratique.

a) Un état de lieux avant la mise en place de la loi du 13 août 2004.

Le dossier médical dans l'établissement de santé (hôpital) ainsi qu'en médecine de ville était toujours à la disposition et à l'appréciation des médecins traitants. La question de l'informatisation des données médicales formant les dossiers médicaux était en principe régie par loi n°78-17 du 06 janvier 1978, relative à l'informatique, aux fichiers et aux libertés, (Journal Officiel de la République Française du 1978, Légifrance, version consolidée au 19 mars 2015), couramment appelée « ***loi informatique et libertés*** » qui a fait l'objet de modification dans les différentes lois **du 4 mars 2002** sur le droit des malades et la qualité du système de santé et celle **du 6 août 2004**[56] **relative**

[56] **La loi n°2004-801 du 6 août 2004 relative à la protection des**

à la protection des personnes physiques à l'égard des traitements des données à l'hôpital à caractère personnel.

L'intonation était mise immédiatement sur la notion de fichier médical qui contient les renseignements fournis par des tierces personnes. Les informations fournies dans le dossier médical du patient sont utiles sur le plan médical.

Les données du patient évoluent peu à peu, et jusqu'à une époque très proche où la dimension du dossier médical était considérée comme convenant de soi mais il n'était pas toujours un élément obligatoire ni une obligation formelle dans la médecine.

En revanche, l'obligation de la norme n'est apparue en principe qu'en 1993 dans la ***convention nationale des médecins***[57] puis dans l'**article 77 de la loi n°94-43 du 18 janvier 1994 relative à la santé publique et à la protection sociale destinée**, (Journal Officiel de la République Française, n°15, du 19 janvier 1994, page.960), entre autres, qui ont instauré un dossier de suivi médical, limité d'une manière générale, à cette époque, à certaines catégories de patients.

Deux (2) ans après la mise en place de la loi en 1993, elle est renforcée par un autre principe du Code de la déontologie de 1995. L'article 45 de ce dernier apporte plus de précision dans l'obligation de tenir dans la pratique médicale une fiche d'observation distincte du dossier

---

personnes physiques à l'égard des traitements des données à caractère personnel et modifiant la loi n°78-17 du 6 janvier 1978 relative à l'informatique, aux fichiers et aux libertés, Journal Officiel de la République Française, n°182 du 7 août 2004, page.14063.

[57] **Arrêté du 25 novembre 1993 portant approbation de la convention nationale des médecins,** Journal Officiel de la République Française, du 26 novembre 1993 page.16297.

médical tenu par le médecin pour le suivi du traitement du malade. En ce principe, le dossier médical est la priorité du patient mais reste toujours détenu par le praticien médical.

A cela, s'ajoute aussi le Carnet de santé du patient destiné à améliorer la santé surtout le suivi des enfants. A la différence du dossier médical, le carnet de santé est détenu par le patient lui-même et il en fait usage en cas de besoin médical. Le Code de la santé publique dispose en son article L.2132-1[58] qu'un Carnet de santé comportant obligatoirement les résultats des examens médicaux prévus par ce même Code doit être délivré à la naissance de l'enfant.

Le dossier médical commence aussi à prendre une forme plus compliquée notamment avec l'informatisation des données médicales. Une idée élargie par **l'Ordonnance n° 96-345 du 24 avril 1996[59] relative à la maîtrise médicalisée des dépenses de soins** a alors exprimé la volonté publique d'organiser un système informatisé de recueil des feuilles de soins à un niveau national. Donc, l'Ordonnance a fait que le système de santé innove dans le réseau informatique, le Réseau Santé Social (RSS), elle a encore renforcé l'installation des équipements informatiques chez le praticien médical tel qu'un lecteur de carte à puce pour le patient et un micro-ordinateur relié au système informatique.

---

[58] « *Lors de la déclaration de naissance, il est délivré gratuitement pour tout enfant un carnet de santé. Ce carnet est remis par l'officier d'état civil ; à défaut, il peut être demandé au service départemental de protection maternelle et infantile* ». Article L.2132-1, Code de la santé publique, Dalloz édition 2013.

[59] **Ordonnance n°96-345 du 24 avril 1996 relative à la maîtrise médicalisée des dépenses de soins,** Journal Officiel de la République Française, n°98 du 25 avril 1996, page.6311.

Dans la pratique, tout patient ou assuré social reçoit bien évidement lors du remplacement de sa carte support papier, une carte à puce comportant toutes les informations du patient, la carte est appelée couramment **Carte Vitale.** La Carte biométrique a pris la forme d'une carte bancaire, ou d'une carte de séjour pour les étrangers. Des transferts des dossiers sont mis en place et des mises à jour des Cartes Vitales sont réalisées à l'occasion de chaque acte médical. Des questions sur la pratique de la Carte Vitale sont aussi débattues dans le monde médical. Des établissements de santé ont peu à peu mis en pratique un dossier médical informatisé unique et d'autres sociétés privées mettent à la disposition du patient et du praticien des sites Internet proposant la gestion et la tenue du dossier médical.

Par la multiplication des enjeux du dossier médical, le statut particulier du dossier médical personnel est officiel et réglementé, il est stocké sur un hébergeur de données médicales individuelles. La **loi du 4 mars 2002** a sévèrement posé les normes en ce qui concerne la tenue et la conservation des informations. L'histoire du dossier médical est tellement marquée par le renversement du centrisme du dossier médical sur le médecin vers un nouveau système centré sur les citoyens. Le dossier médical a changé de propriétaire[60].

---

[60] ***Rappel*** : La notion de propriétaire :
Avant, les données médicales issues de l'hospitalisation du patient étaient la propriété du corps médical, le praticien qui les a établis, qui les conserve et par la suite les utilise dans ses recherches en cas de besoin. Cette exploitation était un droit du praticien, et fait encore partie de son « ***fonds de commerce*** », il les expose en terme de valeurs marchandes très explicites lors des « ***cessions de clientèles*** », le praticien les utilise comme des références en cas de situation similaire pour soigner d'autres patients.

L'article 47 de la loi n°2003-1199 du 18 décembre 2003[61] **de financement de la sécurité sociale pour 2004** a enfin développé les attributions et les missions du **Fonds d'aide à la qualité des soins de ville** (FAQSV) pour le financement des infrastructures relatives au système de partage des données médicales, en l'espace de 2 ans, de 2004 à 2006, une offre d'hébergement des données de santé des assurés sociaux dans des régions pilotes a été mise en place pour un suivi bien encadré.

Le concept de dossier médical partagé, personnel ou communiquant a été repris, comme il a été dit, par la **loi sur le droit des malades du 4 mars 2002.** Mais le problème se pose sur la notion du dossier médical électronique partagé puisque le niveau de l'expérimentation et le tâtonnement reste critique, faute de décret d'application mettant en place un hébergeur agréé pour ces dossiers.

b) L'informatisation envisagée par la loi du 13 août 2004.

Le changement envisagé à l'issu de la **loi du 13 août 2004 relative à l'assurance maladie,** (Journal Officiel de la

---

Après, la situation a bien évolué et la notion de propriétaire a bien changé. Le patient devient le copropriétaire des informations médicales qui fournissent le dossier médical qui le concerne. Et l'enjeu se voit aussi renverser vers un autre système de marché de prestation des services pour les héberger, les sécuriser et une bonne gestion de l'accessibilité. Mais le malade pendant et après son hospitalisation reste toujours le copropriétaire et son accord est plus important pour valider l'accès à son dossier à d'autres personnes que son médecin traitant et son équipe médicale.

[61] **La loi n°2003-1199 du 18 décembre 2003 de financement de la sécurité sociale pour 2004,** Journal Officiel de la République Française, n°293 du 19 décembre 2003, page.21641.

République Française, n°190 du 17 août 2004, page.14598), définit d'une manière claire les principes qui devront commander la structure du Dossier Médical du Patient et qui doivent être bien définis par un décret du Conseil d'Etat pris après la consultation et l'avis de la **Commission nationale de l'informatique et des libertés** (**CNIL**). La loi dans son article 2 met en évidence deux objectifs bien distincts :

– Sur le premier point, l'article formalise dans le Code de la sécurité sociale la volonté du gouvernement de généraliser en 2007 la notion du « *Dossier médical informatisé* » appelé autrement « *Dossier médical partagé* ».

– Sur le deuxième point, il ordonne un mécanisme qui responsabilise beaucoup plus le patient dans son parcours de soins et encourage l'organisation et la continuité des soins. Le patient à son tour doit accorder une dérogation au praticien pour accéder à son dossier médical sans objection.

Le droit des personnes ou plutôt des patients pose des risques potentiels à la construction d'un Dossier Médical Informatisé du Patient. Le choix fait par le gouvernement d'utiliser la formule « *Dossier médical personnel* » plutôt que « *Dossier médical partagé* » démontre ici qu'il s'agit en principe d'un dossier du patient. Le gouvernement, avec ce principe, voulait protéger les données médicales du patient mais aussi le malade lui-même. C'est aussi un principe du droit fondamental que le gouvernement est habilité à assurer une protection pour l'ensemble de ses citoyens.

c) Quelques difficultés de la mise en pratique.

Au niveau de la pratique, le Conseil Constitutionnel a validé la proposition de la création du Dossier Médical du

Patient de part et d'autre, il a rejeté le recours contre la loi sur l'Assurance maladie dont une soixantaine des députés socialistes l'avaient saisi. Il rajoute aussi que la création du Dossier Médical du Patient/personnel ne présente pas un risque d'inconstitutionnalité puisque il répond aux normes constitutionnelles.

Il a de plus soulevé fermement la nécessité de la garantie du dossier quant au respect du patient, et au secret médical ainsi qu'à l'accès aux soins. En cas de refus du patient à l'accès au dossier, le Conseil a mis une réserve concernant la réduction du niveau de remboursement et cela met en cause la politique de la santé pour tous.

Il était souhaitable pour les établissements de santé publics et les cabinets médicaux privés dans leurs ensembles, avant 2008 de mettre une disposition permettant de se connecter à distance à l'aide d'un système similaire à Portalys, facilitant la transmission des données et la consultation des dossiers médicaux via l'Internet qu'ils soient ou non informatisés.

2) Le but de l'application et de l'informatisation du dossier médical.

Dans la pratique, la philosophie de la mise en place du dossier informatisé ne réside pas seulement dans la facilité de la pratique médicale mais aussi dans la notion du respect des droits fondamentaux du malade pendant et après son hospitalisation ou la consultation médicale. Il cherche à réglementer le problème de la confidentialité des données médicales informatisées du malade, l'interrogation de la vie privée du patient et d'autres problèmes posés à l'issue de l'informatisation du dossier médical.

a) Le problème lié au respect des droits fondamentaux.

Le principe du respect des données médicales est un droit fondamental qui demande la confidentialité des données. Le médecin est tenu d'une obligation d'éviter toute indiscrétion et de protéger par tout moyen les documents médicaux concernant les malades qu'il a soignés ou même examinés ou consultés quel que soit le contenu, la forme ou le support de ces documents. La protection s'applique aussi aux informations médicales du patient dont le praticien est le détenteur.

Le professionnel a aussi la charge, lorsqu'il utilise son expérience, ses documents ou des notes à des fins de brevetabilité ou de publication ainsi que d'enseignements scientifiques, d'éviter que l'identification de la personne soit possible du fait de ces informations. Autrement, selon l'article 73[62] du Code de déontologie médicale, il faut que le consentement libre et éclairé de la personne citée soit explicitement donné. A défaut de cet accord, des sanctions sont possibles.

Le médecin doit dans tous les cas savoir que le dossier médical est protégé par le secret professionnel et il est le seul responsable de toute indiscrétion. Comme pour le dossier médical en support papier le médecin est tenu de la

---

[62] Conservation et protection des documents médicaux. « *Le médecin doit protéger contre toute indiscrétion les documents médicaux concernant les personnes qu'il a soignées ou examinées, quels que soient le contenu et le support de ces documents. Il en va de même des informations médicales dont il peut être le détenteur. Le médecin doit faire en sorte, lorsqu'il utilise son expérience ou ses documents à des fins de publication scientifique ou d'enseignement, que l'identification des personnes ne soit pas possible. A défaut, leur accord doit être obtenu* », Article 73 ou l'Article R.4127-73 du Code de la santé publique. Dalloz 27ème édition 20013.

conservation et de la modalité d'accès du dossier informatisé.

b) La Commission nationale de l'informatique et des libertés (CNIL) édicte certaines recommandations pour la sécurisation et la confidentialité.

La Commission nationale de l'informatique et des libertés (CNIL) édicte, pour bien encadrer les données informatisées, certaines recommandations aux professionnels pour assurer la sécurisation et la confidentialité du dossier médical. Elle met en place des normes, des mesures de sécurité physique et logique qui doivent d'une manière générale être adaptées en fonction de l'utilisation et du fonctionnement de l'ordinateur. Des contrôles de sa configuration, de sa connexion à l'Internet, intranet ou extranet, recommandent aussi de crypter toutes les données configurées dans la mémoire du disque dur et sur tout autre support de sauvegarde.

Particulièrement, elle recommande un système de gestion plus efficace de l'accès aux systèmes d'exploitation en envisageant un mot de passe individuel pour l'utilisateur. Le mot de passe choisi pour l'accès à l'ordinateur doit être alphanumérique d'une grandeur d'au moins six caractères en évitant les standards, nom et prénom et date de naissance, le mot doit être changé périodiquement et conservé à chaque mise à jour.

Il est suggéré au professionnel, lors d'un déplacement temporaire ou en cas d'absence, d'éviter de laisser l'ordinateur en fonction d'éteindre l'ordinateur ou d'installer un système de mise en veille de l'écran protégé par un mot de passe. Penser à ne pas laisser la Carte professionnelle de santé dans le lecteur en cas de déplacement.

Envisager d'installer un antivirus régulièrement mise à jour tout en pensant à installer des pare-feu dans chaque salle informatique ou dans les bureaux. Enregistrer les données sur un support amovible pour éviter la perte des données. Il est conseillé de conserver les informations du patient dans des différents de **vortex**[63] cabinet.

c) Une vision critique des données informatisées.

L'évolution de la médecine a fait que les domaines médicaux profitent de l'informatisation des données médicales, notamment pour la télémédecine qui bénéficie en masse des progrès spectaculaires des technologies de la télécommunication. Elle partage des données médicales par une transmission des informations à très haute vitesse *(débit)*.

On constate que les droits en matière de télémédecine n'ont pas évolué en même temps que la technologie puisqu'ils ne sont pas encore bien définis. Il s'ensuit des compromis entre professionnels pour adapter les solutions préexistantes.

Certes, l'Internet reste le support ou le moyen indispensable à la mise en œuvre de la dématérialisation des données de la médecine mais encore, il reste plus critique dans le système de sécurisation.

« *Désolé, cher monsieur, malgré la valeur que présente votre projet, après examen ou consultation de votre dossier*

---

[63] Vortex magnétiques est un nouveau procédé de stockage des données informatiques que la médecine fait appel pour archiver des données professionnelles.

médical, la commission a décidé de ne pas vous accorder ce prêt bancaire[64] ». C'est ce type de réponse polie que les banquiers donnent et redonnent à chaque fois à leur client après consultation de ses informations médicales. Cette réponse repose sur la logique que la banque ne va pas prendre le risque en toute conscience de prêter de l'argent à un client susceptible de tomber malade du jour au lendemain ou d'être frappé de handicap. Ainsi cette théorie évolue peu à peu et les employeurs l'utilisent sans vergogne pendant l'embauche, « *Désolé, cher monsieur, mais, à l'issu de l'examen de votre dossier médical, le directeur des ressources humaines de notre entreprise n'a pas retenu votre candidature au poste demandé*[65] » ou des fois, « *Désolé, cher compatriote, nous ne pouvons retenir votre dossier d'inscription en faculté à la vue de votre dossier médical et surtout de votre analyse génétique. Certes, vous avez 20 ans, vous disposez d'un excellent livret scolaire, mais vous êtes porteur des gènes Ppa42, cb241 et Fct75 et, avec ce profil génétique, vous avez toutes les chances de ne pas atteindre la cinquantaine. Cette réponse est peut-être pour demain*[66] ». C'est une des réponses les plus applicables aujourd'hui et qui le sera encore demain à défaut d'une solution adéquate à la gestion des données informatisées.

Il est à noter que l'utilisation d'Internet comme un support de conservation et de communication des données médicales nécessite cependant une rigueur particulière faute

---

[64] http://www.e-juristes.org, (consulté le 17 mai 2015) dossier-medical-informatise.

[65] http://www.e-juristes.org, (consulté le 17 mai 2015) dossier-medical-informatise.

[66] http://www.e-juristes.org, (consulté le 17 mai 2015) dossier-medical-informatise.

de l'absence de confidentialité propre au système du réseau et des éventuelles utilisations des informations médicales à des fins non consenties par le malade. C'est une des raisons pour laquelle la mise en place du dossier médical informatisé doit en principe être précédée d'une adaptation d'un texte relatif à l'informatique et à la santé puisqu'il est question des droits de la personne humaine les plus fondamentaux.

Le problème se pose aussi au moment de l'informatisation des données lorsque le médecin est assisté par un informaticien ou un opérateur des machines/appareils médicaux. Le patient se voit un peu gêné que ses informations soient à la portée d'une autre personne que le médecin. Cela, signifie en quelques sortes que le médecin n'est pas la seule personne à consulter le malade, encore plus il n'est pas la seule personne qui a connaissance des informations que le malade garde dans sa partie confidentielle.

B) Le dossier oral ou informel du patient.

La mise en place du dossier médical fait l'objet d'un long processus de travail et de dialogue entre le médecin et son patient. Le dossier médical en support papier ou informatisé est une conséquence logique d'une suite de partage entre ces deux protagonistes et des réponses fournies aux questions posées par le médecin.

La communication verbale est une pédagogie des signes linguistiques simples ou complexes appelés couramment langage. Le bruit, le son ou la voix sont tous des moyens de communiquer et d'exprimer ses douleurs ou les raisons de sa visite.

Le problème se pose encore plus chez le médecin traditionnel qui travaille sans archiver les données de ses patients et qui garde pour lui les informations du patient dans sa tête. Il est le seul à savoir de quoi souffre son patient et comment le traiter.

1) La communication verbale.

Le dossier médical du patient peut être présenté d'une manière orale. Cette forme tient beaucoup plus chez le malade puisque le médecin traitant détient en lui ou dans sa mémoire la vie médicale de son patient, cette phase est plus sensible puisque le médecin est condamné à garder le silence et à ne rien divulguer.

Toutes les informations que le médecin aura à communiquer sans l'accord du patient mettent en question la vie privée du patient et posent aussi un problème de qualité de la gestion des informations du patient. En revanche, le médecin sera tenu pour faute au non-respect du secret médical du patient. Par la simple mesure de précaution, les informations peuvent être divulguées par bouche à oreille sans consulter le dossier médical en support papier ou informatique. Le Code de la santé publique n'a pas expressément parlé du dossier médical oral ou informel mais la forme ne constitue pas un obstacle aux normes et dispositions de la conservation des informations ou des données médicales du patient.

Une tierce personne peut se présenter devant le médecin traitant pour demander des informations sur un patient que le médecin a examiné ou hospitalisé sans avoir l'accord du malade. Même si le médecin ne lui a pas donné les documents du dossier du patient, le seul fait de parler à quelqu'un des informations concernant son patient signifie qu'il n'a pas respecté les obligations de la déontologie médicale et notamment le secret professionnel. Le médecin est passible de pénalités.

a) Les dispositions de la loi.

Comme il est bien démontré que la loi n'a pas évoqué la notion du dossier oral ou informel du patient, cette question peut être assimilée dans la logique du respect aux informations du patient à l'hôpital et en dehors de l'hôpital. Le dossier médical ne se résume pas au support mais s'étend aussi bien au contenu, aux données fournies par le malade que détient le médecin. Donc, c'est dans le secret professionnel que les informations du patient doivent être respectées pour ce qui est du dossier oral du patient.

La notion du secret professionnel de l'ancienne tradition médicale constitue un principe ou un pilier de l'exercice de la médecine contemporaine. Le Code de la déontologie médicale est renforcé par le Code de la santé publique dans cette notion pour montrer la valeur que présente le malade pour la médecine. C'est une norme qui entre dans les droits fondamentaux du malade à l'hôpital. Un droit pour le malade et un devoir de respect pour le médecin traitant et son équipe médicale.

Le Code de déontologie médicale dans sa formule de l'article 4[67] précise, que la notion de secret professionnel, établi dans l'intérêt des patients/malades, s'impose sévèrement à tout professionnel ou médecin traitant et protège tout ce qui est venu à la connaissance du médecin pendant la consultation ou dans tout autre exercice de sa

---

[67] Article 4 (Article R.4127-4 du Code de la santé publique) dispose que : *« Le secret professionnel institué dans l'intérêt des patients s'impose à tout médecin dans les conditions établies par la loi.*
Le secret couvre tout ce qui est venu à la connaissance du médecin dans l'exercice de sa profession, c'est-à-dire non seulement ce qui lui a été confié, mais aussi ce qu'il a vu, entendu ou compris ».

profession. Cela implique non seulement ce qui a été confié par le patient mais aussi par prudence tout ce que le praticien a vu ou entendu, ou bien même compris lors de la visite ou des examens médicaux.

Cette obligation s'impose aussi aux établissements de santé publics ou privés. Selon les dispositions du Code de la santé publique en son article L.1110-4[68] toute personne prise en charge par un établissement de santé, par un professionnel, ou par un réseau de santé ou organisme participant à la politique de santé et aux soins est tenue de respecter la vie privée du patient et les informations le concernant.

2) La médecine traditionnelle.

La **médecine traditionnelle** en **Afrique** et en **Asie** diffère de la **médecine expérimentale** de l'**Europe** et de l'**Amérique.**

Une étude comparative peut être envisagée au niveau de la gestion du Dossier Médical du Patient entre les deux différentes médecines que sont **la médecine traditionnelle et la médecine moderne.** Cette dernière appelée aussi **médecine expérimentale** a bien établi les normes de gestion

---

[68] « *Toute personne prise en charge par un professionnel, un établissement, un réseau de santé ou tout autre organisme participant à la prévention et aux soins a droit au respect de sa vie privée et du secret des informations la concernant.*
Excepté dans les cas de dérogation, expressément prévus par la loi, ce secret couvre l'ensemble des informations concernant la personne venues à la connaissance du professionnel de santé, de tout membre du personnel de ces établissements ou organismes et de toute autre personne en relation, de par ses activités, avec ces établissements ou organismes. Il s'impose à tout professionnel de santé, ainsi qu'à tous les professionnels intervenant dans le système de santé […] ». L'article L.1110- 4 du Code de la santé publique, Dalloz 27ème édition 2013.

du dossier médical du patient à la différence de la **médecine traditionnelle** appelée couramment **médecine naturelle**.

La **médecine traditionnelle**, elle, s'intéresse simplement à l'intérêt du malade, sa philosophie est de pouvoir guérir le malade par des produits naturels à base des plantes sans question de politique préventive alors que la **médecine expérimentale** s'intéresse aux règles du vivant, de l'intérêt général et aussi à une politique de santé publique mais pas à l'intérêt individuel.

La médecine traditionnelle ne se contente pas de conserver les données médicales des patients puisqu'elle n'a pas un aspect préventif. Le dossier médical ne sert pas comme un outil d'évolution et d'amélioration de la santé de patient dans la médecine traditionnelle. La notion du secret professionnel dans la tradition médicale en Afrique et même en Asie n'existe pas.

Dans les pays africains les guérisseurs appelés aussi les ***« Nganga »*** au Gabon ou ***« twabibu »*** aux Comores ont une vision prophétique dans le domaine de la médecine traditionnelle. Lorsque un souffrant se présente devant un ***twabibu/nganga*** *(guérisseur)*, ce dernier n'a pas besoin de faire recours aux traitements précédents. Il ne fait recours qu'à ses méthodes de pratiques habituelles. Chaque patient est traité avec les mêmes plantes mais d'une autre manière.

Donc, la notion du dossier médical n'existe pas dans la médecine traditionnelle et elle ne parle pas non plus de la conservation des données des patients.

Section 2 :
LE CONTENU DU DOSSIER MEDICAL DU PATIENT.

Le contenu du dossier médical dans sa généralité, peut

être en quelque sorte planifié ou schématiquement divisé en deux branches d'éléments importants dont chaque partie porte des éléments indispensables. Cette division est symbolisée d'une part, par les **éléments qualifiés d'objectifs** et d'autre part, les **éléments qualifiés de subjectifs**.

Par simple constat, la frontière ou la limite entre ces deux branches est parfois bien établie mais cette séparation est plus fondamentale lors de la transmission ou de la saisie du dossier médical. Elle évite des confusions entre le praticien et le patient en ce qui concerne les informations communicatives.

Il est donc important dans la pratique de chaque médecin de porter un regard aux informations, et d'apporter la plus vive attention à la division des données et contenus ainsi qu'à la qualité du dossier du patient qu'il souhaite constituer pour chaque malade puisqu'il est le seul responsable et assume la responsabilité en cas de litige.

Sur la question de la tenue du dossier médical, la **Commission d'Accès aux Documents Administratifs** (CADA), a eu l'occasion de rendre rapidement un avis sur ce point et notamment sur le point des écrits manuscrits des médecins. La ***Commission d'Accès aux Documents Administratifs,*** *avis du 11 septembre 2003, séance n°20033517, directeur de l'Etablissement Public de Santé Maison Blanche,* a considéré avec une grande nécessité que les notes personnelles du médecin qui reçoit un patient lors d'une consultation ou visite soient régulièrement formalisées pour faciliter la communication en cas de besoin. Il est encore important de savoir que les entretiens peuvent faire l'objet d'une simple prise de notes qui doivent aussi être aménagées.

En vertu de la valeur de ce partage, il est aussi indispensable d'élargir les informations médicales en Paragraphe 2 après avoir examiné les informations du patient en Paragraphe 1.

§1) Les informations du patient.

Le patient devant son médecin doit fournir des informations que le médecin lui-même n'est pas en mesure de savoir et/ou le patient encore doit présenter une pièce d'identité qui peut résumer brièvement son identité ou présenter sa Carte vitale. Selon le règlement, le contenu du dossier médical du patient en établissement de santé doit en principe porter une des pièces définies dans le règlement. L'article 9 du décret n°2002-637 du 29 avril 2002, (Journal Officiel de la République Française, n°101 du 30 avril 2002, page.7790), issu de la loi n°2002-303 du 4 mars 2002 modifie l'article R.710-2-2 du Code de la santé publique. Ce même article est repris sans modification sous l'article R.1112-2 dans le décret n°2003-462 du 21 mai 2003[69]. Il précise encore plus et classe le contenu minimum indispensable du dossier médical.

Les informations civiles sont importantes pour identifier le patient et pouvoir aussi comprendre son passé. Ici s'ajoutent aussi les éléments objectifs tels que les résultats des examens, les comptes-rendus d'hospitalisation, les éléments cliniques et para-cliniques indispensables aux décisions des diagnostics et thérapeutiques… etc.

---

[69] Décret n°2003-462 du 21 mai 2003 relatif aux dispositions réglementaires des parties I, II et III du Code de la santé publique, Journal Officiel de la République Française, n°122 du 27 mai 2003, page.9039.

A) Les coordonnées du patient.

Sauf en cas d'hospitalisation sous X, le malade doit fournir des informations sur son état civil pour qu'il soit mentionné dans son dossier médical. Cet argument va encore dans le même sens qu'en situation d'urgence, le directeur doit prononcer son admission même en l'absence de toute sorte de pièce justifiant son état civil. Dans ce cas, les informations du patient seront complétées après la stabilisation de l'état de santé du patient.

Hors cas d'urgence, le patient est tenu de préciser, fournir tous renseignements médicaux possibles et utiles à sa prise en charge pour alimenter son dossier médical. Il est aussi à la charge du patient de fournir toute information de son entourage, les coordonnées de ses proches et la personne à prévenir en cas de nécessité.

Le Code de la santé publique dans son article R.1112-3[70] précise que le patient et le médecin traitant doivent fournir leur identité et chaque pièce doit être datée, signée et marquée de son numéro d'identification. Le professionnel de santé qui recueille ou produit les informations doit en principe mentionner les identités dans le dossier médical du patient.

---

[70] Article R1112-3 Code de la santé publique, édicte : « *Le dossier comporte l'identification du patient ainsi que, le cas échéant, celle de la personne de confiance définie à l'article L.1111-6 et celle de la personne à prévenir.*

Chaque pièce du dossier est datée et comporte l'identité du patient avec son nom, son prénom, sa date de naissance ou son numéro d'identification, ainsi que l'identité du professionnel de santé qui a recueilli ou produit les informations. Les prescriptions médicales sont datées avec indication de l'heure et signées ; le nom du médecin signataire est mentionné en caractères lisibles ». Dalloz 27ème édition 2013.

1) Les informations de son état civil.

Il est à la charge du médecin de marquer dans le dossier médical de son patient les informations possibles à l'identification du patient :

- Nom, prénom, sexe ;
- Date et lieu de naissance, pays de naissance ;
- Nationalité ;
- Numéro de la pièce d'identité ;
- Numéro de la carte de sécurité sociale ;
- Situation familiale, nombre d'enfants ;
- Adresse et téléphone ;
- Employeur : adresse, téléphone,
- Le cas échéant.

2) L'entourage du patient.

Il est à noter que la notion d'**entourage du patient** mérite une attention particulière dans chaque admission. Il faut obligatoirement vérifier si les informations de la personne correspondent à la personne mentionnée dans le dossier médical du patient. La logique ne s'arrête pas à ce niveau, elle s'applique aussi à la **personne à prévenir** en cas de nécessité.

a) Les proches du patient.

La loi à bien établie cette question pour éviter toutes confusions possibles et protéger les données du patient qui sont stockées chez le médecin. Le Code de la santé publique en son article L.1111-6[71] précise que le patient peut être

---

[71] Article L1111-6 du Code de la santé publique précise que : « *Toute personne majeure peut désigner une personne de confiance qui peut être un*

entouré par ses proches en les précisant dans son dossier médical. Il a énuméré les personnes possibles d'être mentionnées dans son dossier. Dans le dossier médical du patient, le médecin doit mentionner les identités des personnes choisies par le malade en qualité de proches. En cas de visite, la personne doit aussi justifier son identité pour pouvoir accéder dans la chambre du malade.

- Nom et Prénom ;
- Date et lieu de naissance ;
- Copie d'une pièce identité ;
- Adresse (Domicile ou résidence) ;
- Préciser le lien qui les unissent ;
- Numéro téléphone.

b) La désignation d'une personne de confiance.

Dans cette phase, le médecin traitant est tenu d'être attentif et de bien savoir que le choix de la personne malade n'est pas influencé par d'autres personnes pour des fins

---

parent, un proche ou le médecin traitant, et qui sera consultée au cas où elle-même serait hors d'état d'exprimer sa volonté et de recevoir l'information nécessaire à cette fin. Cette désignation est faite par écrit. Elle est révocable à tout moment. Si le malade le souhaite, la personne de confiance l'accompagne dans ses démarches et assiste aux entretiens médicaux afin de l'aider dans ses décisions.

Lors de toute hospitalisation dans un établissement de santé, il est proposé au malade de désigner une personne de confiance dans les conditions prévues à l'alinéa précédent. Cette désignation est valable pour la durée de l'hospitalisation, à moins que le malade n'en dispose autrement.

Les dispositions du présent article ne s'appliquent pas lorsqu'une mesure de tutelle est ordonnée. Toutefois, le juge des tutelles peut, dans cette hypothèse, soit confirmer la mission de la personne de confiance antérieurement désignée, soit révoquer la désignation de celle-ci ». Dalloz, 27ème Edition 2013.

non-consenties par le malade. Chaque malade non protégé peut désigner une personne de confiance dont l'intervention ne doit pas se limiter aux interventions médicales d'hospitalisation mais aussi aux soins à domicile ou aux soins privés.

Cette désignation doit être faite par écrit bien explicitement et jointe comme pièce complémentaire au dossier médical du patient. Mais, il est important aussi de savoir que le patient a la possibilité de révoquer la personne de son choix à tout moment. Avec l'accord du patient, la personne de confiance peut l'accompagner dans ses examens médicaux et l'assister aux entretiens médicaux pour des raisons de soutien ou l'aider à prendre ses décisions sans influence selon l'article L.1111-6 du Code de la santé publique cité précédemment.

Le médecin a le devoir après avoir recueilli le choix du patient, de respecter le choix du malade et de procéder aux mentions de l'identité de la personne choisie.

– Nom et Prénom de la personne à prévenir ;

– Ses coordonnées : téléphone et adresse en France et/ou à l'étranger) ;

– Copie d'une pièce d'identité ;

– Faire préciser au patient les liens qui les unissent à cette personne.

B) Ses antécédents médicaux.

Le praticien médical doit en principe revoir ou chercher à savoir si le malade a des antécédents médicaux. La déontologie médicale impose au professionnel de santé de bien connaître son patient avant de l'examiner pour éviter tous les incidents possibles.

L'histoire médicale est conçue dans le dossier pour

fournir au praticien les contextes et les indices qui peuvent contribuer au diagnostic. Dès l'arrivée du patient chez le médecin, ce dernier doit prendre en note les informations du patient, faire un diagnostic et voir les symptômes que présente ce patient. Il doit aussi écrire les signes cliniques observés lors de la nomination et poser des questions qui servent à éclairer la situation que présente son malade au moment de l'examen. Il est aussi dans son obligation de savoir les problèmes médicaux dont son patient a souffert dans le passé.

De nombreux cabinets médicaux de médecins privés et un bon nombre d'hôpitaux publics, interrogent le patient ou demande aux membres de sa familles de répondre à des questionnaires formulant l'historique médical à l'arrivée. Ce questionnaire, résume en gros les problèmes de santé que le malade a connus avant et précise aussi les antécédents d'allergies, ouvre une voie de compréhension chez le médecin pour savoir pourquoi le patient s'est présenté devant lui.

Dans son dossier médical, le praticien doit marquer en clair les questions les plus importantes qui serviront dans la thérapie du malade. Il y a aussi des questions que le professionnel pose et dont on ne voit pas les liens directs avec le cas et qui ne sont immédiatement applicables mais qui peuvent être utiles ultérieurement.

§2) Les informations médicales.

La constitution d'un dossier médical hospitalier est une norme obligeant le médecin à le mettre en place et elle est encore rappelée par différents textes tels que les textes législatifs et réglementaires. Le *décret n°2002-637 du 29 avril 2002 relatif à l'accès aux informations personnelles détenues par les professionnels et les établissements de santé en application des articles L. 1111-7 et L. 1112-1 du Code de la santé publique*, (Journal Officiel de la République Française, n°101 du 30 avril 2002, page.7790), précise dans son article 9 l'obligation d'établir un dossier médical du patient hospitalisé ou en consultation dans un établissement de soins publics ou privés. Un décret n°2003-462 du 21 mai 2003 relatif aux dispositions réglementaires des parties I, II et III du Code de la santé publique, (Journal Officiel de la République Française, n°122 du 27 mai 2003, page.9039), en rajoute la force de l'obligation dans son article R.1112-2 inséré dans le Code de la santé publique.

Le médecin et le malade sont encombrés par de multiples dossiers et des formulaires à remplir. Le temps passe dans un aspect de communication et de remplissage des formulaires. Une recommandation incite à unifier la constitution du dossier médical de patient. D'où l'idée d'une politique visant à favoriser le regroupement des données et des informations détenues par l'établissement de santé pour chaque malade. L'unification du dossier médical permet à tout praticien de santé intervenant dans l'amélioration de la santé du patient d'y accéder à tout moment et même en cas d'urgence. C'est une manière d'avoir un dossier simple commun rapidement accessible, portant des éléments biens structurés et organisés et portant une logique d'informatisation. L'idée d'unifier les informations permet de réduire en masse la redondance et la répétition des erreurs.

Ici, on place les éléments qualifiés de subjectifs ayant apporté une contribution ou interprétation dans le processus de l'amélioration de la santé de patient. Identifier les éléments de discussions et d'hypothèses : les informations du patient, de la famille, et de son entourage d'une part, et d'autre part, les informations recueillies auprès de tiers ne contribuant pas la prise en charge thérapeutique.

A) Les informations recueillies par le médecin traitant pendant l'hospitalisation.

Le Code de la santé publique en son article R.1112-2 précise amplement les éléments importants qui doivent faire partie du dossier médical du patient. L'article R.1112-2 du Code de la santé publique dispose que :

« Un dossier médical est constitué pour chaque patient hospitalisé dans un établissement de santé public ou privé. Ce dossier contient au moins les éléments suivants, ainsi classés :

1° Les informations formalisées recueillies lors des consultations externes dispensées dans l'établissement, lors de l'accueil au service des urgences ou au moment de l'admission et au cours du séjour hospitalier, et notamment :

a) La lettre du médecin qui est à l'origine de la consultation ou de l'admission ;

b) Les motifs d'hospitalisation ;

c) La recherche d'antécédents et de facteurs de risques ;

d) Les conclusions de l'évaluation clinique initiale ;

e) Le type de prise en charge prévu et les prescriptions effectuées à l'entrée ;

f) La nature des soins dispensés et les prescriptions établies lors de la consultation externe ou du passage aux urgences ;

g) Les informations relatives à la prise en charge en cours d'hospitalisation : état clinique, soins reçus, examens para-cliniques, notamment d'imagerie ;

h) Les informations sur la démarche médicale, adoptée dans les conditions prévues à l'article L. 1111-4 ;

i) Le dossier d'anesthésie ;

j) Le compte rendu opératoire ou d'accouchement ;

k) Le consentement écrit du patient pour les situations où ce consentement est requis sous cette forme par voie légale ou réglementaire ;

l) La mention des actes transfusionnels pratiqués sur le patient et, le cas échéant, copie de la fiche d'incident transfusionnel mentionnée au deuxième alinéa de l'article R.1221-40 ;

m) Les éléments relatifs à la prescription médicale, à son exécution et aux examens complémentaires ;

n) Le dossier de soins infirmiers ou, à défaut, les informations relatives aux soins infirmiers ;

o) Les informations relatives aux soins dispensés par les autres professionnels de santé ;

p) Les correspondances échangées entre professionnels de santé ;

q) Les directives anticipées mentionnées à l'article L.1111-11 ou, le cas échéant, la mention de leur existence ainsi que les coordonnées de la personne qui en est détentrice.

2° Les informations formalisées établies à la fin du séjour. Elles comportent notamment :

a) Le compte rendu d'hospitalisation et la lettre rédigée à l'occasion de la sortie ;

b) La prescription de sortie et les doubles d'ordonnance de sortie ;

c) Les modalités de sortie (domicile, autres structures) ;

d) La fiche de liaison infirmière ; [...] ».

3° Les informations mentionnant qu'elles ont été

recueillies auprès de tiers n'intervenant pas dans la prise en charge thérapeutique ou concernant de tels tiers.

Sont seules communicables les informations énumérées aux 1° et 2° ».

B) Les notes professionnelles ou d'un tiers.

Le professionnel médical a le droit exclusif de produire des notes lors des discussions ou de la visite de son patient. Il est aussi possible que le médecin retienne des observations des tiers et d'autres points confidentiels du patient. La notion des notes professionnelles n'est pas définie par la loi et le Code de la santé publique reste silencieux sur ce point. La bonne gestion des données du patient et les notes professionnelles du praticien demande à la loi de définir et de poser des limites des notes professionnelles du praticien.

Dans la pratique cette question a fait l'objet de plusieurs interrogations et la Haute Autorité de Santé s'est donnée l'opportunité de définir ou préciser en juin 2003 qu'il s'agit des écrits, notes ou repères pris par le professionnel pour son seul usage, à des fins privées exclusives à lui-même, non-transmissible à des tiers et non-communicable à l'équipe médicale et par la suite qu'elles seront détruites à la fin de l'intervention et de la prise en charge, à condition qu'elles ne contribuent pas à l'évolution du traitement du patient. Ces notes ne sont pas communicables au patient et à toute personne hors de la procédure judicaire, précise la Haute Autorité de Santé dans sa recommandation de janvier 2004[72].

---

[72] « C'est dans la mesure où certaines des notes des professionnels de santé ne sont pas destinées à être conservées, réutilisées ou, le cas échéant,

1) Le bloc-notes du professionnel de santé.

Le professionnel au moment de l'interrogation prend des notes qui lui servent dans l'évolution de la santé du patient. Ce sont des références, des propos logiques à la thérapie mais aussi des suggestions des traitements possibles. L'Article R.4127-45 du Code de la santé publique précise qu'« *Indépendamment du dossier de suivi médical prévu par la loi, le médecin doit tenir pour chaque patient une fiche d'observation qui lui est personnelle ; cette fiche est confidentielle et comporte les éléments actualisés, nécessaires aux décisions diagnostiques et thérapeutiques [...]* ».

a) Le dispositif des notes professionnelles.

Selon la recommandation de la Haute Autorité de Santé, ces notes ne peuvent pas faire l'objet des données communicatives, elles ne sont destinées qu'au médecin traitant. Ces informations ne doivent pas figurer dans le dossier médical du patient puisqu'elles ne sont pas communicables. Exemple type :

Les notes préparatoires des examens ou notes de rappel personnel, des hypothèses de travail, des notes d'études comparatives, notes d'annotation, des interrogations et des solutions, notes de réflexions personnelles du praticien, des

---

échangées parce qu'elles ne peuvent pas contribuer à l'amélioration et au suivi des diagnostics, ou de traitement ou à une action de prévention, qu'elles peuvent être considérées comme « *personnelles* » et ne peuvent pas être communiquées : elles sont alors intransmissibles et inaccessibles à la personne concernée comme aux tiers, professionnels ou non ». Haute Autorité de Santé (HAS) dans sa recommandation de janvier 2004 pour la pratique clinique-accès aux informations concernant la santé d'une personne. Modalités pratiques et accompagnement annexées à l'arrêté du 5 mars 2004.

notes d'un apprenti de médecine. L'article 2 de la loi « ***Informatique et libertés***[73] » précise que « ***Constitue une donnée à caractère personnel toute information relative à une personne physique identifiée ou qui peut être identifiée, directement ou indirectement****, par référence à un numéro d'identification ou à un ou plusieurs éléments qui lui sont propres. Pour déterminer si une personne est identifiable, il convient de considérer l'ensemble des moyens en vue de permettre son identification dont dispose ou auxquels peut avoir accès le responsable du traitement ou toute autre personne. […]. La personne concernée par un traitement de données à caractère personnel est celle à laquelle se rapportent les données qui font l'objet du traitement* ».

b) La position de la jurisprudence.

La Jurisprudence : le juge a décidé que la transmission des notes personnelles n'est pas possible et qu'elles ne doivent pas figurer dans le dossier médical du patient. Dans un arrêt de la Cour Administrative d'appel de Paris du 30 septembre 2004, Centre Hospitalier d'Orsay[74], il a affirmé la spécificité des données professionnelles et leur caractère non communicable au patient. La Cour a fait la différence entre les notes manuscrites du médecin participant à la contribution et au suivi des traitements et diagnostics du patient.

---

[73] La loi n°78-17 du 06 janvier 1978, relative à l'informatique, aux fichiers et aux libertés, Journal Officiel de la République Française du 1978, legifrance, version consolidée au 19 mars 2015.

[74] Cour Administrative d'Appel de Paris, 30 septembre 2004, Centre Hospitalier d'Orsay, n°03PA01769.

2) Les avis d'une tierce personne.

Le Code de la santé publique a bien précisé dans son article L.1111-7 que : « *Toute personne a accès à l'ensemble des informations concernant sa santé détenues, à quelque titre que ce soit, par des professionnels et établissements de santé, qui sont formalisées ou ont fait l'objet d'échanges écrits entre professionnels de santé, [...], à l'exception des informations mentionnant qu'elles ont été recueillies auprès de tiers n'intervenant pas dans la prise en charge thérapeutique ou concernant un tel tiers* ». L'article R.1112-2 de ce même Code rajoute aussi des dispositions confirmant les notes d'un tiers dans le niveau numéro « *3° Les informations mentionnant qu'elles ont été recueillies auprès de tiers n'intervenant pas dans la prise en charge thérapeutique ou concernant de tels tiers [...]* ».

La problématique soulignée ici dans le niveau 3° porte essentiellement des mesures de protection de la personne qui fournit ces informations. Il se pourrait que le patient revienne chercher les informations au cas où ces données sont mentionnées dans son dossier médical. La loi du 4 mars 2002 relative aux droits des malades porte aussi la philosophie juridique de protéger la tierce personne source de ces informations. Celles-ci doivent être conservées en toute sécurité en dehors du dossier médical pour éviter l'irréparable. C'est-à-dire placer ces données à part pour éviter le risque de communication accidentelle au demandeur.

a) La loi du 4 mars 2002.

Il est bien question de protection de la personne, la réponse est confirmée par la lecture des travaux préliminaires de la **loi du 4 mars 2002 relative aux droits des malades**, pour toute précision, le projet de loi portant sur les droits des patients et sur la qualité du système de santé déposé le 5 septembre 2001 à l'Assemblée nationale précisait sur cette question que « *Le texte préserve toutefois la* ***confidentialité des informations concernant des tiers ou recueillies auprès de tiers*** *autres que les professionnels participant à la prise en charge du malade :* ***les membres de la famille ou de l'entourage du malade****, par exemple,* ***peuvent avoir fait des confidences au médecin, qui sont couvertes par le secret médical*** ». Dans ce cas, une réflexion singulière doit être avancée sur la définition de la notion d'« *informations recueillies auprès de tiers n'intervenant pas dans la prise en charge thérapeutique du patient ou concernant de tels tiers* ».

Le problème se pose lorsque les informations sont avancées par le conjoint ou l'épouse du patient, ou par la personne de confiance mentionnée dans son dossier médical ou par ses ayants droits, ou par ses parents lorsqu'il s'agit d'un mineur. **Quelle est la valeur de ces informations lorsqu'elles se présentent devant le praticien ?**

Sur cette question, le Conseil National de l'Ordre des médecins considère précisément qu'« *Il s'agira le plus souvent d'informations données par un membre de la famille, un salarié ou un employeur (médecine du travail), une assistante sociale, un enseignant (médecine scolaire)... un autre médecin (maladie génétique dépistée chez le « probant »). [...] De même ne seront pas communiquées par exemple les informations concernant la mère, figurant dans le dossier d'accouchement consulté par l'enfant ou les antécédents familiaux héréditaires dont la connaissance a été acquise par le médecin à l'insu du patient* ».

La Commission d'accès aux documents administratifs (CADA), régulièrement saisie sur la question de cette notion de « *Tiers à la prise en charge* » considère, à ce titre, que « *Doit être considérée comme tierce au sens des dispositions des articles L.1111-7 Code de la santé publique,* ***toute personne autre que le malade*** ». Au final, le tiers est celui qui n'intervient pas directement aux soins du malade.

Chapitre II
La conservation du dossier médical du patient

La présence du patient devant son médecin demande obligatoirement la constitution d'un Dossier Médical. Par la suite, une conservation de ce dossier s'imposera non seulement au médecin traitant mais aussi à l'établissement de santé dans lesquels le malade a fait l'objet de consultation ou d'hospitalisation. Les obligations attachent entre autres ces deux parties citées précédemment en rajoutant aussi le patient en cas de demande de consultation de son dossier ou à ses ayants droits.

La tenue du dossier médical du patient est ou reste une obligation dans la pratique du professionnel de santé et du système médical. C'est un moyen qui permet aux praticiens de bien travailler et d'éviter les doublons d'interventions ou de traitement au même moment. L'article R4127-45[75] du

[75] Article R 4127-45 du Code de la Santé Publique : « *Indépendamment du dossier de suivi médical prévu par la loi, le médecin doit tenir pour chaque patient une fiche d'observation qui lui est personnelle ; cette fiche*

Code de la santé publique précise clairement la constitution et la conservation du dossier médical ainsi que la personne habilitée à le conserver.

Une obligation tacite peut être évoquée dans la loi n° 2002-303 du 4 mars 2002. Elle n'impose pas la conservation du dossier médical mais vise à un accès direct du patient aux informations médicales le concernant dans les conditions qui présument de facto l'existence de son dossier médical.

L'idée de la conservation du dossier médical a été bien accueillie par le Conseil National de l'Ordre des Médecins (CNOD) au point qu'il a infligé des blâmes, a critiqué un médecin qui n'appliquait pas ou ne tenait pas dans sa profession des dossiers médicaux pour ses patients au seul motif qu'il s'agissait d'une insuffisance de surveillance technique médicale. Le Conseil National de l'Ordre des Médecins porte une grande attention à la tenue du dossier médical. A ce propos, la conservation du dossier médical concourt à la qualité des soins médicaux. La tenue soigneuse du dossier médical du malade permet en principe un suivi régulier, personnalisé et de qualité considérable.

Il est en outre un élément de preuve, de garantie en cas de mise en cause du médecin ou de sa profession. Il peut être aussi un élément de début de preuve lorsque la qualité des

---

est confidentielle et comporte les éléments actualisés, nécessaires aux décisions diagnostiques et thérapeutiques.
Dans tous les cas, ces documents sont conservés sous la responsabilité du médecin.
Tout médecin doit, à la demande du patient ou avec son consentement, ou à ceux qu'il entend consulter, les informations et documents utiles à la continuité des soins.
Il en va de même lorsque le patient porte son choix sur un autre médecin traitant ». Dalloz 27ème édition 2013.

soins est mise en cause par le patient. Un dossier bien gardé permettra bien sûr au médecin de témoigner des procédés et de la qualité des soins ainsi qu'au suivi du traitement du patient. La tenue du dossier médical pourra en quelque sorte constituer un élément de présomption d'innocence justifiant qu'il a bien rempli ses obligations aux soins, et que par exemple, il a bien informé le patient de toutes les conséquences et les avantages possibles de sa décision.

La réglementation impose la tenue mais aussi elle met en place un délai ou une durée de conservation du dossier médical. Cette durée diffère selon qu'il s'agit d'un support papier ou de support informatique mais aussi en cas de vie ou de décès du patient.

La réglementation mise en place pour la conservation du dossier médical du patient se trouve en Section 1 et la fin du dossier médical du patient (la durée de la conservation) en Section 2.

Section1 : LA REGLEMENTATION MISE EN PLACE POUR LA CONSERVATION DU DOSSIER MEDICAL DU PATIENT.

La problématique posée lors de la mise en place des normes obligeant aux médecins de mettre en place un dossier médical était en première planche. **Qui est habilité à conserver le dossier médical du patient ? Comment doit-il être conservé ? Quelle est la durée maximum prévue par la loi à la conservation du dossier médical ?**

Dans l'exercice médical privé ou public, le médecin ou tous les professionnels confrontés aux traitements et à la prise en charge des patients ont en principe plusieurs possibilités de conserver les dossiers médicaux de leurs patients. Le moyen de conserver ces informations dépend du professionnel en question et du système administratif mis en place pour la conservation des données médicales. Le Code de la santé publique élargit encore plus la manière de tenir les informations médicales dans son article R.4127-45. Le dossier médical, fiche professionnelle, ou tous les documents médicaux sont conservés principalement sous la direction de l'établissement de santé ou sous la responsabilité du médecin traitant ou autrement par les médecins dans les cabinets de groupe médical. L'évolution de ce principe donne d'autres possibilités au médecin de faire appel à un hébergeur pour lui confier les données médicales avec le consentement libre et éclairé du patient, un argument renforcé par la loi du 4 mars 2002, article L.1111-8[76] du Code de la santé publique.

Le système d'archivage du dossier médical répond aujourd'hui dans la pratique médicale à une triple finalité selon le rapport de l'Agence Nationale d'Accréditation et d'Evaluation en Santé, (Service évaluation des pratiques professionnelles dans leur rapport de mois de Juin 2003[77]) :

« – *La traçabilité des actes médicaux et des soins*

---

[76] Article L.1111-8 du Code de la santé publique, Dalloz 27ème édition. « *Les professionnels de santé ou les établissements de santé ou la personne concernée peuvent déposer des données de santé à caractère personnel, recueillies ou produites à l'occasion des activités de prévention, de diagnostic ou de soins, auprès de personnes physiques ou morales agréées à cet effet. Cet hébergement de données, quel qu'en soit le support, papier ou informatique, ne peut avoir lieu qu'avec le consentement exprès de la personne concernée […]* ».

[77] Rapport d'évaluation de l'Agence Nationale d'Accréditation et d'Evaluation en Santé : Manuel d'accréditation : « *évaluation des pratiques professionnelles dans les établissements de santé (dossier du patient) règlementation et recommandations, Paris, juin 2003 service d'évaluation des pratiques* ».

prescrits, pour assurer la continuité des soins au patient et une communication aisée entre les différents acteurs qui interviennent auprès du malade ;

– Un intérêt médico-légal en conservant des documents définis par la réglementation. Ces documents vont constituer une preuve utilisable en cas d'introduction d'une action en justice, particulièrement dans le domaine de la responsabilité médicale ;

– Un intérêt médico-économique enfin, le dossier archivé autorisant le cas échéant des recherches et des études à partir de cas définis préalablement ou non. Cette finalité ne peut être atteinte que si l'accessibilité aux documents archivés est assurée ».

Le système d'archivage des documents médicaux peut envisager une autre finalité, différente des trois autres citées précédemment, celle de l'archivage historique. Elle valorise et améliore en outre les enjeux des archives hospitalières publiques couvertes par la vision de l'autorité indirecte de la direction des Archives de France.

Par simple constat, la réglementation relative aux principes des archives est plus précise mais aussi plus ancienne. Ce qui fait qu'une mesure de séparation doit être réalisée entre les différents groupes des établissements de santé et les acteurs de santé.

Dans cette logique, il serait plus important de voir les principes prévus par la loi pour la conservation des données médicales en paragraphe 1 et la pratique de l'archivage du dossier médical du patient dans les établissements ou par un professionnel de santé en paragraphe 2.

§1) Les principes prévus par la loi pour la conservation

des données médicales.

Dans la pratique médicale, la notion du dossier médical est confrontée à une problématique liée à la conservation des données du patient. La conservation du dossier médical hospitalier du patient fait l'objet d'un appel à deux notions, sources fondamentales des méthodes de conservation des dossiers médicaux. Il est encore question de l'archivage du dossier médical et de la propriété du dossier médical du patient. Il est question de savoir encore ou de tenir compte d'une manière plus respectueuse la réglementation des supports des données archivées et ainsi de tenir compte plus précisément du devenir des dossiers médicaux en cas de disparation d'un copropriétaire du dossier.

La réglementation met en place des normes plus adéquates dans les établissements de santé, qu'ils soient publics ou privés participant directement ou indirectement au service public hospitalier. Autrement dit, on peut encore préciser la présence de plusieurs textes que la réglementation pose comme des textes réglementant le dossier médical du patient. L'article 38[78] du décret du

---

[78] « *Le dossier médical du malade est conservé dans le service de l'hôpital, sous la responsabilité du médecin chef de service. Il peut être communiqué aux autres services de l'hôpital ou du groupement hospitalier ; il peut être examiné également sur place à la demande du malade, par son médecin traitant.*
En vue de permettre aux membres du corps médical hospitalier de suivre les hospitalisations successives des malades et de retrouver éventuellement leur dossier médical, il doit être créé dans les centres hospitaliers régionaux et, le cas échéant, il peut être institué dans les centres hospitaliers un service central d'archives médicales qui est placé sous l'autorité d'un médecin, chirurgien ou spécialiste des hôpitaux en exercice ou honoraire et dont le personnel est pris exclusivement parmi des infirmières ou des assistantes sociales diplômées d'État.

17 avril 1943 pose les principes généraux de la conservation du dossier du patient *(décret n°43-891 du 17 avril 1943 portant règlement d'administration publique pour l'application de la loi du 21 décembre 1941 relative aux hôpitaux et hospices publics, Journal Officiel du 27 avril 1943, version consolidée au 15 avril 2015).*

Il est important de se rappeler de l'Arrêté interministériel du 11 mars 1968 qui a fixé ou imposé dans la pratique médicale le règlement des archives hospitalières *(Arrêté interministériel du 11 mars 1968 portant règlement des archives hospitalières, Journal Officiel de la République Française, du 25 octobre 1968, page.10039)*. Différents textes définissent en quelques paragraphes le contenu, les différentes règles applicables et le lieu de la conservation des archives portant les informations médicales du patient ainsi que le personnel habilité à le conserver et la durée de la conservation de ces informations en fonction du contenu des dossiers médicaux. Le président de la commission médicale d'établissement et le directeur partagent la responsabilité de la bonne conservation des archives médicales. Article 3 du règlement des archives hospitalières «… *Dans tous les établissements où l'existence d'un service central d'archives a été rendue obligatoire, le président de la commission médicale consultative, ou un médecin désigné par celle-ci, partage avec le directeur la responsabilité de la*

Dans les centres hospitaliers où existe le service prévu à l'alinéa qui précède, le médecin-chef est tenu d'adresser à ce service, à la sortie du malade, une fiche portant le diagnostic de sortie de ce malade. Le service central d'archives médicales groupe les fiches et les communique aux membres du corps médical hospitalier, et, sur la demande des malades, sur place à leurs médecins traitants. Toutes mesures seront prises pour que le secret médical soit rigoureusement observé ». L'article 38 du décret du 17 avril 1943.

bonne conservation des archives médicales et s'assure que les modalités de leur communication, telles qu'elles sont prévues dans le règlement intérieur de l'établissement, sont respectées. Dans les autres établissements, ce rôle est assumé par le médecin directeur ou par le médecin responsable du fonctionnement médical de l'établissement... ». Le médecin a le choix de faire du dossier médical du patient un élément de son domaine d'archive ou de faire appel à d'autres structures pour archiver les informations du patient ou par d'autres personnes le concernant.

A) La conservation des dossiers médicaux des patients.

En vertu du principe de l'article 96, particulièrement de l'article R.4127-96 du Code de la santé publique dispose, « *Sous réserve des dispositions applicables aux établissements de santé, les dossiers médicaux sont conservés sous la responsabilité du médecin qui les a établis* ». Après l'examen médical du patient, le médecin est tenu personnellement du secret des informations médicales nominatives[79] qu'il recueille ou dispose à l'occasion de son activité médicale, qu'elle soit de consultation, de soin, de prévention, de contrôle, d'expertise ou s'exerce en matière de recherche, d'épidémiologie ou d'information médicale. Il est à sa charge de vérifier que l'organisme qui l'emploie, administration, collectivité locale, institution de santé, établissement de santé publique ou de service privé lui

---

[79] La loi n°94-548 du 1er juillet 1994 relative au traitement des données nominatives ayant pour fin la recherche dans le domaine de la santé et modifiant la loi n°78-17 du 6 janvier 1978 relative à l'informatique, aux fichiers et aux libertés, Journal Officiel de la République Française, n°152 du 2 juillet 1994, page.9559.

garantit les moyens de respecter le secret médical du patient.

Cette charpente implique notamment que tous les collaborateurs du médecin traitant doivent être instruits de leurs obligations en matière de secret professionnel et doivent s'adapter selon les articles 72[80] et 73[81] du Code de déontologie médicale. Le courrier adressé au médecin traitant n'est décacheté que par le patient lui-même ou par une personne autorisée par lui et astreinte au secret professionnel. Quelle que soit la forme ou le support du dossier médical, les praticiens médicaux sont conviés à conserver et protéger les dossiers contre toute indiscrétion, modification et destruction ou même perte accidentelle par des mesures techniques et organisationnelles suffisantes. Se rajoute aussi l'accès au dossier et la communication qui ne se fait que par l'autorisation du médecin ou de son remplaçant désigné à cet effet en cas d'absence du médecin traitant.

Les médecins des établissements de santé peuvent

---

[80] Article 72 (article R.4127-72 du Code de la santé publique) énonce que *« Le médecin doit veiller à ce que les personnes qui l'assistent dans son exercice soient instruites de leurs obligations en matière de secret professionnel et s'y conforment. Il doit veiller à ce qu'aucune atteinte ne soit portée par son entourage au secret qui s'attache à sa correspondance professionnelle »*.

[81] Article 73 (article R.4127-73 du Code de la santé publique) dispose que : *« Le médecin doit protéger contre toute indiscrétion les documents médicaux concernant les personnes qu'il a soignées ou examinées, quels que soient le contenu et le support de ces documents. Il en va de même des informations médicales dont il peut être le détenteur.*

Le médecin doit faire en sorte, lorsqu'il utilise son expérience ou ses documents à des fins de publication scientifique ou d'enseignement, que l'identification des personnes ne soit pas possible. À défaut, leur accord doit être obtenu ».

décider de conserver eux-mêmes les dossiers médicaux de leurs patients ou les confier à un hébergeur, soit une personne physique ou une personne morale agréée pour exercer cette activité.

1) Dossiers archivés dans les établissements de santé.

Dans l'organisation de la conservation du dossier du patient, une question revient souvent dans les discussions. **Qui est responsable du dossier du patient ?** Cette question est importante mais elle dépend du niveau de la conservation : en cabinet libéral, en structure de regroupement de statut privé. Dans tous ces cadres, le médecin qui l'a constitué est au cœur du circuit. Une grande responsabilité lui incombe et ses responsabilités sont engagées. Dans un établissement, le chef de l'établissement est le responsable mais il n'a pas toutefois accès aux contenus des dossiers.

Le dossier informatisé fait l'objet d'une déclaration supplémentaire à la Commission Nationale de l'Informatique et de Liberté. Les éléments qu'il contient n'ont de valeur probante qu'à cette condition. Cela demande que l'auteur puisse être identifié, que la conservation soit de nature à garantir l'intégrité et que soit précisée la date de la conservation. Les éditeurs de logiciels ont l'obligation de fournir une garantie. De droit, le patient doit être informé de ses droits. Une affiche dans la salle d'attente ou le livret remis par son établissement de santé doivent l'informer ; de la possibilité de traitement informatisé et de ses droits d'accès, de la possibilité de rectification et d'opposition pour des motifs aussi légitimes, selon les articles 32, 34, 38, 40 de la loi Informatique et libertés. A la base de la conservation, le dossier hospitalier du patient demande en quelque sorte deux principales notions précises. Elles indiquent l'archivage du dossier et la propriété du dossier.

Quelle que soit sa forme, l'institution hospitalière qui conserve le dossier médical fait partie en général du service public hospitalier. La réglementation du dossier médical repose sur plusieurs textes cités précédemment. *L'article 38 du décret du 17 avril 1943 (décret n°43-891 du 17 avril 1943 portant règlement d'administration publique pour l'application de la loi du 21 décembre 1941 relative aux hôpitaux et hospices publics, Journal Officiel du 27 avril 1943, version consolidée au 15 avril 2015) pose les principes de la conservation du dossier du patient.*

Le Dossier Médical du Patient est conservé au sein de l'établissement de santé sous la responsabilité du médecin en chef du service. Il peut être communiqué à d'autres services de l'hôpital ou du groupement hospitalier. Pour faciliter la consultation du dossier par les professionnels et les membres du corps médical hospitalier du service en charge de l'hospitalisation successive des malades et retrouver plus rapidement leurs dossiers médicaux, il doit y avoir un service d'archivage dans les centres hospitaliers régionaux et, le cas échéant, un service central d'archivages médicales qui est placé sous l'autorité d'un médecin, médecin chirurgien, ou spécialiste des hôpitaux en exercice, honoraire, dont le personnel est pris exclusivement parmi les infirmiers ou des assistants sociaux diplômés de l'Etat. Il est important de savoir que les mesures applicables aux dossiers médicaux s'appliquent aussi aux professionnels de santé astreints au secret médical. L'arrêté interministériel du 11 mars 1968 a fixé, il y a longtemps déjà, le règlement des archives hospitalières. *(Arrêté interministériel du 11 mars 1968 portant règlement des archives hospitalières,*

Journal Officiel de la République Française, du 25 octobre 1968, page.10039). Il a suffisamment défini le contenu, les règles, le lieu de la conservation des archives médicales et le personnel responsable et la durée de conservation des archives en fonction du contenu du dossier médical. La responsabilité de la conservation est bien partagée par le président de la commission médicale de l'établissement et le directeur. Les articles de cet Arrêté précisent le partage de la responsabilité.

L'article 3 dit que : « *Dans tous les établissements où l'existence d'un service central d'archives a été rendue obligatoire, le président de la commission médicale consultative, ou un médecin désigné par celle-ci, partage avec le directeur la responsabilité de la bonne conservation des archives médicales et s'assure que les modalités de leur communication, telles qu'elles sont prévues dans le règlement intérieur de l'établissement, sont respectées. Dans les autres établissements, ce rôle est assumé par le médecin directeur ou par le médecin responsable du fonctionnement médical de l'établissement* ».

L'article 7 précise que : « *Les archives hospitalières, y compris celles de la commission administrative, et les archives médicales sont conservées au siège de l'établissement. La conservation de tout ou partie de ces archives au domicile personnel d'un administrateur, d'un praticien ou d'un agent quelconque de l'hôpital ou de l'hospice est interdite. Toutefois, les documents ayant plus de cent ans de date doivent être l'objet d'un versement aux archives départementales s'il s'agit d'un établissement d'État ou départemental. Pour les établissements communaux, ils peuvent être déposés aux archives communales ou départementales, avec l'accord de la commission administrative. Le dépôt est prononcé d'office par le préfet lorsque le directeur des services d'archives du département aura établi par un rapport écrit que la conservation des archives n'est pas convenablement assurée par l'établissement... (...) ».*

Les articles 8 et 13 précisent les dispositions de sécurité que l'établissement doit mettre en place pour conserver le dossier hors de tous les dangers possibles. Se rajoutent, à ce niveau, les locaux appropriés à l'archivage des dossiers, la mise en place de mesures de lutte contre l'incendie, une porte coupe-feu installée à l'entrée pour protéger les dossiers.

Une salle de consultation et les bureaux du personnel qui assure la gestion des archives hospitaliers nécessitent d'être à proximité des magasins d'archives mais bien distinct d'eux.

Le relai est bien assuré par l'article R.1112-7 du Code de la santé publique, « *Dans les établissements publics de santé et les établissements privés participant à l'exécution du service public hospitalier, les informations concernant la santé des patients sont conservées conformément à la réglementation relative aux archives publiques hospitalières. Dans tous les cas, le directeur de l'établissement veille à ce que les dispositions soient prises pour assurer la garde et la confidentialité des informations de santé conservées dans l'établissement* ».

Dans la réglementation des supports d'archivage, en droit français, jusqu'à ce jour, le pilier de la preuve reste l'écrit, manuscrit ou non. En général, l'acte authentique fait foi devant tous les tribunaux et les juges en prennent acte, selon article 1341 du Code civil français[82]. L'archivage médical est appelé donc à respecter cette réglementation mise en place en matière de preuve. Sur la question de preuve, l'article 1348, alinéa 28 du Code civil autorise comme preuve écrite la production des copies dont l'original a disparu ou par des moyens ayant la même valeur.

a) La conservation du dossier médical par le médecin exerçant en ville à titre libéral.

Le médecin privé est obligé de mettre en place le précepte généralement, appelé dans l'administration hospitalière « *Politique d'archivage* »: il s'agit d'une description, reproduction précise des moyens mis en œuvre dans la pratique médicale pour s'assurer que pendant l'ensemble de leur cycle de vie, les données sur support papier ou électronique n'auront pas subi de modifications susceptibles d'altérer leur intégrité.

Le médecin exerçant en ville a aussi la possibilité de conserver le dossier médical de son patient. Cette pratique engage la qualité de soin du patient, les droits du patient et la responsabilité du médecin. La conservation du dossier médical en cabinet privé est régie par plusieurs textes, suivant les bases de la *déontologie médicale* en son article 45 et *la loi du 4 mars 2002 sur les droits du malade et son décret n°2002-637 du 29 avril 2002.* Le Code pénal ajoute ainsi certaines dispositions au Code civil.

Existe-il une obligation de conservation du dossier médical du patient par le médecin privé ? La réponse est claire : la conservation du dossier médical par le praticien privé reste une obligation. La réponse est encore donnée par

---

[82] Code civil, Dalloz, 113ème édition 2014.

l'article 45[83] du Code de déontologie médicale. Le praticien privé peut comme tout praticien établir un dossier médical et des fiches d'observations lui permettant d'assurer la continuité du traitement du patient. Il faut aussi éviter de confondre le dossier médical avec les fiches d'observations du professionnel. La loi a clairement défini ce que doit contenir le dossier médical du patient pris en charge par un établissement privé ou public. Il est indispensable que le médecin prenne conscience que le dossier constitué dans son cabinet médical n'est pas semblable au dossier médical constitué à la clinique dans laquelle il peut être demandé d'opérer le patient en cas de nécessité. Le dossier médical exige du professionnel des normes de conservation, quel que soit le support.

b) Le support papier ou informatique.

Les dossiers médicaux doivent être conservés avec des modalités permettant d'assurer clairement la confidentialité et la pérennité de ces documents. Des mesures plus appropriées à la sécurisation des systèmes informatiques doivent aussi envisagées.

Après transmission et tri des données du patient par son médecin, ce dernier a la responsabilité de la conservation des documents médicaux. Jusqu'à présent aucun texte n'a bien défini pour le médecin libéral, la durée

---

[83] Article 45 Code de déontologie médicale affirme que : « *Indépendamment du dossier de suivi médical prévu par la loi, le médecin doit tenir pour chaque patient une fiche d'observation qui lui est personnelle ; cette fiche est confidentielle et comporte les éléments actualisés, nécessaires aux décisions diagnostiques et thérapeutiques.*
Dans tous les cas, ces documents sont conservés sous la responsabilité du médecin. […] ».

de la conservation de leurs données archivées. Pour autant qu'ils aient bien commencé à pratiquer la profession médicale avant le 5 mars 2002, donc ils restent bien évidemment imposés à la prescription trentenaire (30 ans). Qu'il s'agisse des dossiers médicaux classés sur support papier ou informatique, ils doivent être d'une manière claire conservés sous des conditions assurant leur confidentialité et leur intégrité.

Le **dossier informatique** porte certaines particularités d'archivage. A la différence du **dossier papier**, l'archivage des documents informatiques soulève une question différente, une question qui repose sur la valeur probante des documents numériques. La Cour de cassation a donné une décision récente pour cette question. *La Cour de cassation*[84] *(Chambre Civile 2, pourvoi n° 07-17622) du 4 décembre 2008 apporte des précisions suivantes* :

« Lorsqu'une partie n'a pas conservé l'original d'un document, la preuve de son existence peut être rapportée par la présentation d'une ***copie*** *qui doit en être la reproduction non seulement* ***fidèle mais durable*** *(articles 1334 et 1348 du Code civil) ;*

L'écrit sous forme électronique ne vaut preuve qu'à condition que son auteur ***puisse être dûment identifié*** *et qu'il soit établi et conservé dans des conditions de nature à en garantir l'intégrité et porte la date de création du document ».*

La question de la fidélité et de la durabilité a été interprétée d'après le critère fonctionnel général de l'intégrité de la personne. Et l'intégrité d'un document médical numérique peut être assurée dans la pratique par

[84] Cour de Cassation, 2ème Chambre civile, 4 décembre 2008, n°07-17.622, bulletin civil 2, n°259.

différents moyens techniques. Cette procédure doit faire l'objet de mises à jour permanentes pour optimiser en cas de litige la valeur probante du dossier.

Sur la notion de **copie fidèle**, elle doit en principe ressembler ou se présenter comme l'original, avec toutes les marques ou indications du papier à en-tête et pied de page ainsi qu'à la signature du concepteur. Il convient d'opter pour des systèmes de stockage optiques, horodatés, non réinscriptibles (Worm) ou disques magnétiques, rendus non réinscriptibles à l'aide d'un logiciel.

2) Les responsabilités d'un hébergeur des dossiers médicaux sur support papier ou sur support informatique.

Dans la pratique de la conservation des dossiers médicaux, le médecin peut en suivant les conditions prévues par l'article L.1111-8 du Code de la santé publique faire appel à un hébergeur pour conserver les dossiers quel qu'en soit le support, informatique ou papier. Un point plus important doit être bien réglé par le médecin : le patient concerné par le dossier doit avoir consenti expressément à l'hébergement de ses informations par une tierce personne.

La présence d'un hébergeur fait l'objet d'un contrat qui envisage en principe que les informations faisant l'objet de l'hébergement soient protégées par un accès et un modèle de transmission, pour lesquels le patient lui-même doit donner son accord. L'hébergeur, personne physique ou morale doit être agréé pour son activité par le ministère en charge de la santé. Un avis doit être exprimé par la Commission Nationale de l'Informatique et des Libertés mais aussi par un comité d'Agrément dont l'Agence des Systèmes d'Information Partagés de Santé (ASIP Santé) qui assure le secrétariat. La procédure permet aussi de faire une vérification de la capacité des candidats à assurer la sécurité, la protection et la conservation des informations aussi bien que la restitution des données de santé à caractère personnel.

Dans ce système, l'hébergeur des donnés santé du patient ainsi que les personnes placées sous son autorité qui ont un droit d'accès aux données fournies sont tous astreints au secret professionnel dans les conditions et les peines prévues à l'article 226-13 du Code pénal française.

Le Code de la santé publique impose la présence d'un médecin dans le cadre de l'organisation de toute activité d'hébergement de données personnelles, article R.1111-9. Le médecin doit être enregistré au tableau de l'Ordre. Il est garant de la confidentialité des données personnelles de santé du patient déposées chez un hébergeur et il est entre autre le responsable de tous incidents à toutes les étapes de leur traitement. Lorsque l'établissement ou le médecin se voit confier un dossier, il a accès à tout ou partie des données personnelles conformément à l'accord du patient, et aux dispositions du contrat d'hébergement, ou la loi et aux règles de la déontologie médicales ; il reçoit et traite les demandes des patients tendant à avoir l'historique des accès au dossier les concernant, ainsi qu'aux informations consultées et à tous les traitements éventuellement opérés pendant sa prise en charge. Le médecin a l'obligation de vérifier sur la demande de l'hébergeur ou du patient propriétaire du dossier ou de la personne morale ou physique à l'origine du dépôt des données, la cohérence des données personnelles de santé, surtout en cas de soupçon, de collision ou de doublon.

a) Des règles adaptées ou applicables à certains dossiers

médicaux des patients.

La loi permet aux professionnels auxiliaires médicaux d'établir un **dossier de soins paramédical.** Il est établi par les auxiliaires médicaux mais est une composante essentielle et intégrante du dossier du patient. Selon l'article R.1112-2 du Code de la santé publique, il doit avoir les informations des **soins infirmiers** et, encore plus, les informations relatives aux soins dispensés. En d'autres termes, il n'existe pas encore de législation dans la pratique médicale qui impose précisément la tenue du dossier à d'autres professionnels de santé comme le **kinésithérapeutes, ergothérapeutes, diététiciennes, pédicures-podologues, orthophonistes, orthoptistes**, etc. Nonobstant, les informations ayant trait aux soins qu'ils ont dispensés doivent être retrouvées, sauf des notes n'ayant pas participé aux soins, dans le dossier du patient selon les dispositions de l'article R.1112-2 du décret n°2003-462 du 21 mai 2003. Cette constitution de **sous-dossier** est encore précisée par l'Arrêté du 4 octobre 2000.

La réglementation, depuis 1978, et divers textes ont encouragé beaucoup plus les agents du service infirmier à la constitution et la gestion d'un dossier de soins. *Le décret n°2002-194 du 11 février 2002 relatif aux actes professionnels et à l'exercice de la profession d'infirmier* rappelle que cette profession comporte notamment la contribution au recueil d'informations cliniques et épidémiologiques du patient, des informations utiles aux autres professionnels, dont les médecins, pour faciliter leur diagnostic et évaluer l'effet de leurs prescriptions, suivant l'article 3 du décret n°2002-194.

Mais, la gestion de la conservation de **sous-dossier** revient à la compétence exclusive du médecin traitant et de son établissement de soins, une fois rassemblé avec le dossier principal du patient.

b) Autres dossiers archivés en médecine du travail.

Le patient, devant son entreprise, se voit confronté à un dossier médical devant son médecin du travail. Le Code du travail n'a pas oublié d'imposer au médecin du travail de constituer un dossier médical du patient salarié de l'entreprise. L'article L.4624-2et D.4624-46 édicte la tenue obligatoire d'un dossier médical dont le modèle est fixé par un Arrêté du ministre en charge du travail. Ce dossier sera complété petit à petit par les différents examens médicaux qui concourent à assurer la continuité de l'état de santé du patient et du suivi médical du travailleur pendant la période de prise en charge dans le service de santé du travail. Il n'est communicable qu'au médecin inspecteur régional du travail et de la main d'œuvre, au salarié ou, à la demande du salarié, au médecin désigné par le salarié et sous certaines exigences à un autre médecin du travail.

Il incombe au médecin du travail comme au médecin de l'hôpital de prendre les dispositions nécessaires pour assurer la gestion et la protection des informations, des données de santé formulant le dossier du salarié contre toute indiscrétion, quelle que soit la forme du dossier. Et en cas de dossier médical informatisé, le médecin du travail a la charge de veiller à ce que les règles de sécurité soient appropriées, définies et respectées. Il a l'obligation de vérifier notamment le système informatique et son efficacité, exiger une séparation intégrale entre le système informatique du service de santé pour le médecin du travail et celui du service informatique central de l'entreprise.

L'article R.1110-1 à R1110-3 du Code de la santé

publique précise la confidentialité des données médicales conservées sur supports informatiques. Le médecin du travail n'est pas soumis à un système spécifique de logiciel de conservation des données du patient salarié. La conservation du dossier est imposée au médecin du travail mais la durée est renvoyée dans la pratique et les exigences du Code de la santé publique. L'article D.4624-46 du Code de la santé publique précise ce renvoi. Le médecin du travail est régi de la même manière que les autres médecins, il n'a aucun droit personnel sur les dossiers constitués dans le cadre de sa profession au service de santé du travail. Il ne peut ni les emporter ni les détruire lorsqu'il quitte le service de santé du travail mais le principe l'oblige à les remettre directement à son successeur.

B) La notion du dossier oral ou informel du patient.

Le professionnel de santé publique ou privée reçoit des informations concernant ses patients tous les jours. Ces informations sont sensibles et méritent aussi beaucoup plus de protection pour rassurer le patient. Le même cas se retrouve dans la pratique psychiatrique. Donc, le constat fait que l'éthique et la déontologie restent dépendantes de la pratique.

Du côté de la réglementation, le Code de déontologie des psychologues, adopté par la profession depuis 1996, n'est pas précisément un texte à valeur réglementaire pour que l'Ordre de la profession en garantisse son contenu. Il est beaucoup plus un texte de référence ou directif servant de base à la pratique et à la réflexion d'éthique des professionnels dans leur quotidien ainsi qu'aux choix qu'ils devront faire.

Lors du suivi d'un patient, chaque professionnel est appelé à son tour à être dépositaire des informations et des paroles de ce patient, et est convié à des moments d'échanges, de partages et de réflexion en équipe permettant une vision unifiée du patient et une prise en charge générale. Le psychologue est un interlocuteur auprès duquel le patient se cherche et se découvre peu à peu pendant plusieurs exercices. Le psychologue écoute le patient et choisit la manière de traiter ses discours. Ceux-ci constituent des éléments spécifiques dans le traitement du patient.

Jusqu'où le praticien peut-il parler des informations données par le patient ? Quelles sont les paroles à préserver pour sauvegarder l'intégrité du patient ? Le psychologue ou le médecin ou tout autre praticien affrontant cette situation doit conserver pour lui ce qu'il reconnait difficile à partager pour l'intérêt du patient. Le problème se pose en ce qui concerne la transmission des dossiers informatisés ou manuscrits appelés « **traçabilité de la prise en charge** ». **Comment trouver une position plus médiane pour l'intérêt du patient et l'information à partager ?**

Le praticien est confronté à la fois à des ordres qui lui demandent de transmettre certaines informations concernant le patient sur la base des exigences légales d'éthiques et de déontologie et également, à des ordres professionnels qui lui imposent de se taire en termes de devoir de réserve ou de secret professionnel. La conservation des paroles des patients demande beaucoup de protection. La voie d'échange orale est importante mais plutôt mince pour assurer la conservation des données.

1) Le praticien public ou privé dépositaire d'une parole confiée en sa profession.

Le médecin, psychiatre ou auxiliaire de médecine est

tenu de garder pour lui les paroles confiées. Cette confiance représente une charge au professionnel pour ne divulguer aucun mot qui porterait atteinte à la vie privée du patient. Pour que le patient confie à son médecin des propos cela signifie qu'une alliance forte est bien tissée et le médecin ne doit pas la contrarier. Le médecin a la charge de juger du bien-fondé à partager ces données avec l'équipe thérapeutique si celles-ci entrent dans la dynamique du traitement.

Il est plus difficile de **contrôler la bouche** (la parole). Le médecin peut se trouver à un moment dans une situation complexe : choisir entre le secret imposé déontologiquement et le groupe de travail qui a besoin d'informations. Le médecin doit parfois jongler entre les informations à taire pour préserver la vie privée du patient et celles qu'il peut partager avec l'équipe médicale. La transmission orale permet au patient de se libérer de ses problèmes. Le **dossier médical informel du patient** ne se différentie pas du dossier médical principal sur support papier ou informatisé en termes de droit et préservation de l'intégrité de sa vie privée.

La réglementation n'a pas imposé encore de règles pour la durée de la conservation ou pour la forme de conservation. Le dossier informel reste une partie intégrante des données stockées par le médecin dans son cerveau mais le patient reste toujours le propriétaire de toutes ces informations.

2) La partie importante pour le patient dans son dossier informel.

Ni le règlement, ni la déontologie médicale encore moins le Code de la santé publique n'ont formulé explicitement la valeur, ou la qualité de l'information et des paroles données par le patient qui peuvent être classées top-secret. Cela, est un droit exclusif du patient en fonction de la valeur qui touche sa vie privée ou celle de sa famille. Sur la base de l'étude psychiatrique, il existe un grand intérêt à garantir toute sorte d'information concernant la vie professionnelle du patient. Il est aussi essentiel de tenir compte du fait que des informations familiales ou du couple qui ont été données, ne concernent pas l'objet de la visite. Le médecin ou chaque professionnel doit être en mesure de faire la différence et le tri des données. Il faudra ordonner les informations et les paroles du patient de façon chronologique et/ou selon leur utilité dans le traitement du patient ou dans leur relation avec sa vie privée.

Les questionnements du patient concernant ses ascendants, posés par le psychologue l'obligent à conserver les informations en fonction de ce qu'il reçoit et l'intérêt de ses informations pour le diagnostic. Seul le patient est en mesure d'indiquer la partie « jardin secret » de ces informations, en résonnance avec son angoisse, complexe car il s'agit de contrôler les paroles du patient pour pouvoir bien les classer au bon niveau de sécurité et éviter le pire. Dans une logique adéquate, lors des questionnaires, le clinicien emploie envers le patient un langage très souple pour vraiment assimiler ce à quoi le patient donne de l'importance et qu'il soit clair et précis dans la conservation des informations qui lui sont transmises. La conservation des paroles du patient formulée dans son dossier informel reste le monopole du clinicien qui l'a conçu. Entre temps, le patient indique au praticien ce qui peut être transmis à l'équipe médicale pour que le praticien puisse échanger avec son équipe lors des séances de partage d'informations. La valeur des données est importante chez le patient et le médecin ou psychologue doit le savoir explicitement au moment de ce dialogue.

§2) La pratique de l'archivage du dossier médical du patient par les établissements hospitaliers ou par un professionnel de santé.

Après la construction du Dossier Médical du patient il est demandé aussi une bonne consolidation quant à la conservation dudit dossier médical. La pratique de la conservation se passe dans un circuit bien organisé et protégé par des normes.

Dans la conservation des dossiers médicaux par un établissement de santé ne participant pas à la pratique de l'exécution du service du droit hospitalier, la loi pose des règles de conservation du dossier médicaux du patient. Le Code de la santé publique en son article R.1112-7 l'édicte très clairement : « *Dans les établissements de santé privés ne participant pas à l'exécution du service public hospitalier, ces informations sont conservées dans l'établissement sous la responsabilité d'un ou de plusieurs médecins désignés à cet effet par la conférence médicale* ». Les mesures disposent encore que le directeur de l'établissement doit assurer et veiller à ce que les principes de la prise en charge du patient soient appliqués et que la confidentialité de ses informations soient conservées par l'établissement.

Le patient, dès son entrée à l'hôpital, fait le tour de plusieurs services, chaque service élaborant un dossier et le fournissant au médecin traitant et à l'équipe thérapeutique. Chaque service a ses propres notes et informations ne concernant pas le dossier médical. Dans cette tournée, le dossier circule en même temps que le patient. Le dossier de chaque service doit au fur et à mesure faire partie du dossier principal. Et là, la question du détenteur et propriétaire relève de la pratique médicale. **A qui appartient la propriété du dossier médical du patient détenu, archivé dans l'établissement de santé publique ou privé ?** Avant de les archiver, un tri plus important des informations doit être fait par le professionnel avant de les archiver.

A) Le circuit du dossier médical du patient.

Le patient et le dossier médical font le même parcours dans les établissements de santé publique ou privée ou en dehors de l'établissement de santé. L'histoire de la médecine explique clairement le pourquoi de la mise en place du système **Mediboard** qui est né à la suite d'un rapport établi par la Haute Autorité de Santé dénonçant les faiblesses répétitives de l'Agence Nationale d'Accréditation et d'Évaluation en Santé du fait de la perte fréquente des données médicales de chaque patient, faute de lien entre le système d'informations et les cabinets médicaux et/ou établissements de santé. Des informations administratives et médicales produites sont touchées par la répétition de nombreuses pertes d'informations et la redondance de saisies dans les différents services, sources de dépenses pour le partage des informations médicales.

Le professionnel de santé et le personnel de l'établissement de santé sont accompagnés par ce programme « ***Mediboard*** » pour éviter la perte des informations tout au long du parcours et de la vie du patient, depuis la première consultation médicale devant le praticien, jusqu'à l'intervention, en passant par la planification au bloc, l'admission et l'hospitalisation, pour s'achever à la facturation au service du Programme de Médicalisation des

Systèmes d'Information.

Ce parcours ou circuit du patient permet de dresser un scénario classique de ce passage dont chaque étape utilise nécessairement des fonctionnalités de « ***Mediboard*** » pour alimenter en permanence le dossier médical du malade.

Le fait de choisir un médecin traitant, vous donne l'avantage du choix de bénéficier d'un suivi médical bien orienté et coordonné mais aussi d'une prévention personnalisée. Le médecin traitant contribue également à réduire les pertes massives des informations médicales du patient et de constituer un bon dossier médical.

Exemple[85] :

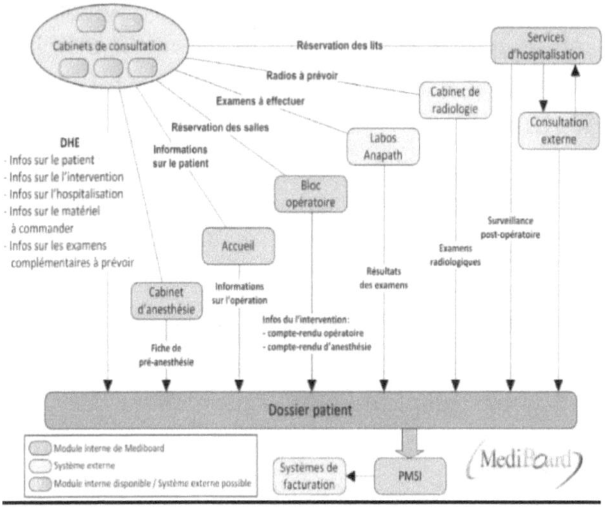

[85] http://www.mediboard.org : Un schéma mis en place pour expliquer le circuit du dossier médical du patient par le système **Mediboard** mis à jour dernièrement le mardi 26 janvier 2010. 20h19m26.

1) Exemple de parcours possibles du patient et de son dossier médical.

Le praticien, une fois qu'il a reçu un patient dans son cabinet, détecte la nécessité de consulter un spécialiste, plusieurs parcours à suivre sont possibles. Notamment, chaque médecin a ses propres méthodes. Le médecin généraliste qui oriente le patient vers un spécialiste, contacte le secrétariat médical de son confrère pour obtenir un rendez-vous.

Le secrétariat propose plusieurs dates de rendez-vous en fonction des disponibilités des deux parties. Il se renseigne sur le motif de la demande et il planifie au plutôt possible la consultation. Le secrétariat vérifie, à partir du nom et prénom du patient et de son numéro de sécurité sociale dans les bases des données du **Mediboard** pour obtenir les informations de son dossier médical. Et lors de la consultation du spécialiste, le patient doit être muni de la Carte vitale.

La procédure suivie par le patient une fois chez le spécialiste, permet le renseignement de son dossier unique : la consultation du spécialiste, la consultation de pré-anesthésie si le patient en a besoin se déroule comme précédemment chez le spécialiste, mais le praticien constitue un dossier complémentaire comportant des informations complètes pour l'anesthésiste. Cela va de même pour tous les autres praticiens, la planification de l'hospitalisation, le planning au bloc, l'admission du patient, la visite de pré-anesthésie, la mise en place du plan de soin, la saisie des informations au bloc, la production des comptes-rendus, la validation des codages et le pré-groupage au Programme de Médicalisation des Systèmes d'Information. Arrivé à ce stade, le dossier médical du patient est en principe complet et est une partie intégrante du patient et c'est un outil pour la médecine. Chaque établissement de santé ou service a sa propre méthode gestion et son propre système de travail pour gérer le suivi du dossier médical du patient et le patient lui-même.

2) Le tri des informations fournies ou cueillies par le médecin lors des rencontres avec son patient.

Quelques recommandations sont possibles pour la pratique du tri du dossier médical du patient avant d'être archiver. Seuls les éléments importants et ceux nécessaires dans le processus de la vie médicale du patient sont conservés. La Réglementation impose certaines règles. Seul le médecin traitant a la possibilité d'opérer le tri à la fin du traitement du patient avant de passer à l'archivage. Il devra restituer au patient les documents qu'il a remis avant la consultation ou qui lui appartiennent. Il élimine notamment toutes les informations médicales ou non qui ne sont pas nécessaires au suivi du patient ou que la législation médicale n'impose pas de conserver. A titre d'exemple, les résultats biologiques bruts ressemblant à la biologie d'adaptation thérapeutique peuvent simplement être remplacés par une synthèse de la biologie produite au cours du séjour.

Le médecin a la charge de détruire les données (simple ou double), voire même les triples d'une information répétée ainsi que les feuilles vierges ou non qui ne disposeraient aucune valeur telles que les fiches d'observation médicale vierge ne représentant pas une information importante. L'archivage et la conservation de quelques clichés radiologiques sont réglementés par l'article

R.1112-2 du Code de la santé publique, précisant que les clichés d'imagerie font partie intégrante du dossier médical. Cet article explique en effet que : « *Un dossier médical est constitué pour chaque patient hospitalisé dans un établissement de santé public ou privé. Ce dossier contient au moins les éléments suivants... [...]... g) les informations relatives à la prise en charge en cours d'hospitalisation : état clinique, soins reçus, examens para-cliniques, notamment d'imagerie... [...]* ».

Le praticien peut opérer suivant deux formules possibles pour passer à la conservation et l'archivage du dossier. Il peut décider de mettre les clichés radiologiques dans le dossier considérant qu'ils font partie du dossier médical du patient, donc, ces informations seront conservées dans les mêmes délais de conservation avec le dossier médical général. Soit de les considérer qu'ils feront une partie spéciale conservée d'une manière différente au dossier médical principal. Par ce principe, la Haute Autorité de Santé a établi un document relatif au dossier du patient portant des recommandations à l'archivage hospitalier. « *Le dossier du patient doit être trié avant son archivage ; il ne doit contenir* ***que les documents nécessaires et utiles au suivi ultérieur du patient et ceux que la réglementation impose de conserver****. En fin de séjour, seul le praticien qui a eu en charge le patient est légitime pour opérer un tri dans son ou ses dossiers : Il restitue au patient les documents qu'il a apportés ou qui lui appartiennent (...)*[86] ». Au final, un souci de conservation des clichés radiologiques se présente avec le

[86] Recommandation, Haute Autorité de Santé, juin 2003 pour le « *Dossier du patient* » : amélioration de la qualité de la tenue et du contenu, réglementation et recommandations, juin 2003.

doute de pourvoir le conserver longtemps au sein de l'établissement de santé donc, les médecins décident de les restituer à la fin du séjour du patient à l'hôpital. Une attestation de remise doit être établie pour justifier la remise et l'intégrer au dossier médical.

En aucun cas, la chemise du dossier médical ne doit quitter l'établissement de santé excepté pour un archivage organisé ou une conservation externe qui permet l'identification du dossier et son rapatriement, si nécessaire, dans des conditions ou processus assurant la continuité normale des soins du patient.

B) La propriété du dossier médical du patient archivé à l'hôpital public ou privé.

Le thème de la propriété du dossier médical est controversé entre les différents professionnels et partenaires de santé publique ou privée suite à l'importance du dossier dans la pratique médicale et aux yeux du patient. La problématique commence à la notion de l'accès dossier et aux droits réservés à ce dossier. Il fait l'objet de nombreuses déclarations ; dans la majorité des cas, le patient affirme un droit de propriété sur son dossier plus particulièrement aux dossiers hospitaliers. C'est dans ce contexte que les législateurs ont mis en place rapidement de nouveaux droits liés aux dossiers médicaux. L'émergence de nouvelles normes a conduit bien évidement à une accumulation de textes qui ne contribuent pas habituellement à donner une cohérence suffisamment explicite aux différentes situations que le praticien est amené à rencontrer dans l'exercice de sa profession.

Ces deux branches tournent sur la thématique de **tout**

donner ou de tout garder toute en respectant ce que la loi autorise pour cette pratique. Il est important de savoir que ces différentes dispositions s'appliquent dans toutes sortes d'exercices médicaux. La loi demande aussi de prévoir la pérennisation du dossier, en cas de changement de médecin ou d'établissement, soit à la cessation de l'activité de l'établissement de santé ou du médecin. L'émergence de la technologie concourt à créer de nouvelles règles pour la gestion du dossier médical.

1) Le propriétaire du dossier médical du patient.

La question de la propriété du dossier médical du patient est évoquée par les acteurs partenaires du processus de soin. Cette question ne trouve pas dans la législation actuelle des dispositions spécifiques donnant une réponse à cette problématique selon l'ouvrage d'Olivier DUPUY[87]. La valeur contenue dans cette question n'est pas négligeable, car, si on arrive à identifier l'éventuel propriétaire du dossier médical, on pourrait disposer d'une réponse juridique précise à la demande de la commercialisation des fiches, des données professionnelles et personnelles à caractères médicales.

La recherche médicale sur le patient et son dossier ne sont possibles qu'avec l'autorisation du patient. Donc, le dossier médical constitue un élément fondamental pour toute évolution du traitement du patient. La notion de propriété du dossier médical peut être revendiquée par trois acteurs intervenant dans son élaboration : en commençant par ceux qui l'ont établi et enrichi lors de chaque

---

[87] Olivier DUPUY., *Le dossier médical*, Les Etudes Hospitalières, deuxième Edition 2002, Page.9.

intervention, l'établissement hospitalier responsable de la conservation et de la politique d'archivage et enfin le malade fournisseur des données et des informations utiles à la construction de ce dossier.

Par une approche plus simple, ces trois acteurs précités peuvent être des copropriétaires d'un patrimoine commun tout en précisant que le patient à un droit d'accès et de communication avec ses ayants droits.

Il est aussi important en termes de droit sur la question de propriété d'évoquer à titre de rappel l'article 544 du Code civil *« La propriété est le droit de jouir et de disposer des choses de la manière la plus absolue, pourvu qu'on n'en fasse pas un usage prohibé par les lois ou par les règlements »*. Cette question pose des nombreuses difficultés puisque le médecin dispose du dossier et en fait un bon usage, mais toutes les autorisations à l'accès restent du ressort du patient. Donc, le médecin n'est pas le propriétaire. Par ce principe **qui est le véritable propriétaire ?** Le malade a le droit de jouir de son dossier. On peut dire que le patient est le propriétaire du dossier même si son interprétation demande l'accompagnement d'un médecin. Cet accompagnement a pour but de faciliter l'interprétation du dossier et surtout d'expliquer les mots thétiques. Jusqu'à nos jours, il n'y a pas une définition claire et précise du médecin intermédiaire facilitant la lecture du dossier au patient. Mais, ceci est du ressort du malade pour faire son choix. Grâce à certains contournements et des interprétations de la loi par les professionnels et les malades, le Conseil National de l'Ordre des Médecins a affirmé d'une manière claire les critères des médecins intermédiaires. Tout en sachant que le rôle du médecin intermédiaire est encore bien défini avec des limites bien précises dans l'article 46 du

Code de déontologie médical formulant l'article R.4127-46 du Code de la santé publique « *Lorsqu'un patient demande à avoir accès à son dossier médical par l'intermédiaire d'un médecin, celui-ci remplit cette mission en tenant compte des seuls intérêts du patient et se récuse en cas de conflit d'intérêts* ».

Le médecin prendra connaissance des informations du dossier du malade et il devra, en principe, se placer dans le respect du secret professionnel en distinguant les informations qui peuvent être classées communicables, faciliter la traduction des données médicales, véhiculer des informations plus intelligibles et apporter un soutien psychologique nécessaire.

Rappelons encore plus que la *loi n°94-43 du 18 janvier 1994 relative à la santé publique et à la protection sociale, (Journal Officiel de la République Française, n°15, du 19 janvier 1994, page.960),* insérait, comme l'article L.145-6 du Code de la santé publique, que la notion du dossier médical du patient était la propriété du patient lui-même, a eu une abrogation de cet article qui créant un vide juridique.

Au terme du Code civil, la notion de la propriété s'applique d'une manière générale de la même façon à tous les biens et les personnes. S'agissant de cette question le propriétaire conserve le même contenu et conserve les mêmes prérogatives quel que soit le bien, sa nature, ses caractéristiques physiques et la valeur du bien. Par confirmation, la notion de propriété reste catégoriquement invariable avec ses éléments. S'agissant de la question primordiale de la propriété du dossier médical, il existe toujours une ambiguïté entre l'identité de la personne propriétaire et celle du détenteur principal du dossier qui est le conservateur asservi par l'établissement de santé. Il lui est attribué une grande responsabilité due à son obligation d'archivage dans de bonnes conditions et la communication directe au patient en cas de besoin. Un devoir qui n'est pas proche aux trois prérogatives du propriétaire. Le ***fructus***, l'***usus*** et l'***abusus*** sur le dossier médical, personne n'accapare tous ces droits. Dans son ouvrage, Olivier DUPUY a bien assimilé ou avancé cette question sur les bases de la propriété intellectuelle[88], le dossier est formé d'une part, par les notes formulant la propriété intellectuelle du médecin et d'autre part par les données variables de son contenu.

La promulgation de la loi n°2002-303 du 4 mars 2002 en son article 11 inséré dans le Code de la santé publique, article L.1111-7 a donné au patient un accès directe à l'ensemble des informations le concernant. « *Toute personne a accès à l'ensemble des informations concernant sa santé détenues par des professionnels et établissements de santé.* » Cette disposition permet de lever l'obstacle, opposant le malade et le professionnel de santé pour la revendication d'un droit exclusif de propriété sur le dossier. La notion de propriété reste toujours floue. Donc, la question peut être envoyée dans la copropriété du dossier médical du patient.

2) Certains contentieux liés à la conservation du dossier médical du patient.

La conservation du dossier médical contribue à une grande volonté l'évolution de la santé et assure une bonne qualité des soins. Une mesure de contrôle et de gestion de la

---

[88] Olivier DUPUY., *Le dossier médical*, Les Etudes Hospitalières, deuxième Edition 2002, Page.11.

conservation du dossier médical du patient permet à ce dernier et à ses ayants droit d'être rassurés sur une bonne sécurité à l'accès au dossier médical. Elle garantit une bonne finalité pour éviter des contentieux entre le patient et le praticien conservateur des informations. Le juge administratif admet, en effet, que la perte d'un élément important du dossier engage la responsabilité de l'établissement de santé, ainsi que l'absence d'une bonne gestion, et ainsi que la faute de la garantie à l'archivage des dossiers médicaux. En cas de litige, le juge donnera une force probante au doute et le plaignant emportera la raison puisque les informations stockées constituent les bases ou le début de la preuve des interventions médicales. Cet argument est repris dans l'ouvrage précité d'Olivier DUPUY, « *Il est alors impossible de produire des pièces, pourtant décisives, dans l'organisation de la défense de l'établissement. C'est ainsi que le Tribunal administratif de Marseille a engagé la responsabilité de l'Assistance publique de Marseille en raison de l'existence d'un faisceau d'indices indiquant la commission d'une probable faute médicale et ce faisceau n'avait pas pu être démenti. Le dossier avait été détruit alors qu'un complément d'expertise avait rendu nécessaire sa consultation.*[89] » Des poursuites pénales avec le bénéfice de la présomption d'innocence seraient en effet, envisageables à l'encontre des auteurs de la destruction.

Lorsque le ou les auteurs de la destruction sont bien identifiés, ils sont rendus automatiquement coupables, si la destruction s'avère délibérée pour dissimuler une preuve ; le délit de destruction volontaire des archives publiques est

---

[89] Olivier DUPUY., *Le dossier médical*, Les Etudes Hospitalières, deuxième Edition 2002, Page.92.

prévu à l'article 322-1[90] du nouveau Code pénal, complétés par l'article 322-2. Cette infraction a été précisée par la définition des pénalités et des amendes. Son application est étendue lorsque le délit est commis par une personne publique ou une personne chargée d'une mission de service public.

En ce qui concerne le dossier médical, l'élément détruit ne sera pas pris compte si les données manquantes participaient au dommage causé par le praticien ou lorsque c'est un élément qui a participé au dommage causé directement ou indirectement au patient. Le droit civil cherche un lien de causalité entre le dommage et la faute. Le dossier détruit doit avoir des éléments importants pour justifier la faute.

Section 2 : LA FIN DU DOSSIER MEDICAL DU PATIENT (LA DUREE DE LA CONSERVATION).

Dans cette recherche, les études faites sur les différents textes relatifs à la conservation des documents médicaux archivés dans les établissements hospitaliers montrent effectivement que la durée de conservation n'est pas bien déterminée. Cela contraint fortement les médecins libéraux à appliquer ou à s'aligner sur le délai minimal, de vingt (20) ans, retenu par les établissements de santé pour conserver les preuves nécessaires tant à la défense du médecin en cas de nécessité que du patient pour se défendre de tout acte ou interventions médicales préjudiciables, et pour garantir au

---

[90] Article 322-1 du nouveau Code pénal, Dalloz, 112ème édition 2015. « *La destruction, la dégradation ou la détérioration d'un bien appartenant à autrui est punie de deux ans d'emprisonnement et de 30 000 euros d'amende, sauf s'il n'en est résulté qu'un dommage léger. [...]* ».

final, au patient un accès à ses informations le concernant largement précisé par la loi du 4 mars 2002.

Ce délai est plus important pour le système de l'archivage. C'est d'ailleurs le délai de conservation maintenu par les établissements de santé suite au décret n°2006-6 du 4 janvier 2006[91]. Ces dispositions ont été mises en application le 6 janvier 2007. Le décompte de ce délai débute au dernier jour du séjour à l'hôpital ou du jour de la consultation externe. Il peut être prolongé si le dossier concerne un patient mineur jusqu'à son vingt-huitième (28) anniversaire.

§1) La réglementation, les règles de délai de conservation du dossier médical.

Pour la réglementation française en matière de supports d'archivage, particulièrement des dossiers médicaux, l'écrit est le pilier de la preuve en cas de litige ; ce sujet est à l'origine des débats pour établir une prescription spécifique. Car seul l'acte ou la preuve authentique fait foi devant le juge selon l'article 1341 du Code civil. La conservation des données médicales doit respecter cette réglementation en matière de preuve tout en tenant compte de l'article 1348, alinéa 28 du Code civil donnant un droit à fournir des copies comme étant des preuves en cas de disparitions des originaux ou en quelques sortes de fournir des moyens ayant les mêmes valeurs. En ce qui concerne l'archivage du dossier informatisé, celui-ci peut être

[91] Décret n°2006-6 du 4 janvier 2006 relatif à l'hébergement des données de santé à caractère personnel et modifiant le Code de la santé publique dans sa partie réglementaire, Journal Officiel de la République Française, du 5 janvier 2006, n°4 du 5 janvier 2006, page.174.

différent du support papier dans la mesure où ce support impose deux normes importantes qui sont la fidélité et la durée. Pour les documents électroniques, le Code civil en son article 1316-1 indique clairement les informations que doivent porter ces types de document pour être admis comme preuve. Il y a l'identification de la personne concernée qui doit être certaine et la garantie de l'intégrité du document établi et conservé doit être assurée.

La loi du 4 mars 2002 portant sur les droits des malades et la qualité du système de santé a limité la prescription en matière de responsabilité médicale de 30 ans à 10 ans. Donc, le Code de la santé publique précise dans l'article L.1142-28 que « *Les actions tendant à mettre en cause la responsabilité des professionnels de santé ou des établissements de santé publics ou privés à l'occasion d'actes de prévention, de diagnostic ou de soins se prescrivent par dix ans à compter de la consolidation du dommage* ».

Par un simple respect de la loi, la durée de conservation des dossiers médicaux du patient est impérativement liée à cette disposition. Cela permet au médecin de prévoir une bonne défense en cas d'action en responsabilité et toutes ces données sont dans le dossier médical. Il est souhaitable à l'archivage de conserver les dossiers médicaux pendant au moins 10 ans pour assurer la continuité des soins du patient et pour permettre l'information dans l'intérêt du médecin traitant et de son équipe. Il ne faut pas oublier qu'il est possible que la consolidation du dommage soit constatée après l'acte médical suspecté d'être à l'origine du dommage. Par ce principe, la conservation du dossier médical pendant le délai de dix (10) ans reste donc un minimum pour l'archivage du dossier.

• Le dossier médical en support papier : c'est le système

le plus ancien, il est resté très longtemps et encore actuellement le plus répandu. Il est plus pertinent de se poser la question de la pérennité du papier et de l'encre résistant à l'épreuve du temps.

• Le dossier médical, l'archivage micrographique, le micro-filmage est un progrès plus considérable pour l'archivage du dossier médical. Il doit être préalablement structuré ; il présente aussi une facilité pour trouver le document microfilmé recherché en cas de besoin. Il en est de même pour la recherche assistée par la machine informatique. Les informations microfilmées peuvent en cas de besoin être traduites sur papier ou les numériser pour faciliter la lecture sur l'écran. Les microfilms et les supports papier ont des critères légaux des supports d'archivage plus précis tels que la fidèle, la durée et indélébilité. Cette opération de micro-filmage peut être recommandée lorsque les documents archivés deviennent passifs.

– Le délai de la conservation des dossiers médicaux et ses composantes est réglementé par la loi n°79-18 du 3 janvier 1979[92], portant sur les archives ; elle est modifiée par la loi n° 2000-321, du 12 avril 2000 précisant que les archives portent l'ensemble des éléments du dossier médical. Par conséquent, la règle secondaire des délais de conservation de chaque élément ou pièce composant le dossier médical du patient découle d'un *Arrêté du 11 mars 1968*[93] *portant sur la réglementation des archives*

[92] La loi n°79-18 du 3 janvier 1979 sur les archives, Journal Officiel de la République Française, du 5 janvier 1979, page.43.

[93] Olivier DUPUY., *Le dossier médical*, Les Etudes Hospitalières, deuxième Edition 2002, Page.89. Extrait de l'Arrêté du 11 mars 1968 portant règlement des archives hospitalières, Journal Officiel du 25 octobre 1968, page.10039.

hospitalières, argument donnés par Olivier DUTUY dans son ouvrage précité. Ce délai sera illustré par un tableau.

A) La cessation d'activité médicale du médecin traitant.

Il est possible que le médecin soit empêché de continuer son travail et souhaite se retirer de la profession pour différentes raisons. La cessation temporaire ou définitive de l'activité du professionnel de santé peut résulter de différentes causes comme : le départ à la retraite, ou frappé d'une indisponibilité (radiation de la liste des professionnels, une maladie, ou invalidité), ou d'un changement d'orientation de la carrière professionnelle du médecin,… etc.

A la cessation de l'activité du médecin, il doit en principe en tant que détenteur des données médicales des patients, soit les conserver lui-même, soit les transmettre à son successeur ou faire appel à une société d'archivage des dossiers médicaux agréée dans les conditions précitées. Dans cette pratique, la solution idéale recommandée est de faire un courrier aux patients pour leur demander d'adresser le dossier au confrère qu'ils auront eux-mêmes choisi pour assurer la continuité de leurs soins. Quelle que soit la procédure engagée par le médecin, il n'y a aucune possibilité d'interrompre la *communication du dossier*[94] au patient ni la continuité des soins. L'intérêt que présente le dossier au suivi médical chez le patient et ses ayants droit exige d'assurer en parallèle la communication des dossiers

[94] Décret n°74-230 du 7 mars 1974 relatif à la communication des dossiers des malades hospitalisés ou consultant dans des établissements hospitaliers publics, Journal Officiel de la République Française, du 12 mars 1974, page.2832.

et la préservation du secret médical. Le problème ne se pose pas aux établissements hospitaliers publics et privés participant clairement à l'exécution du service public hospitalier en matière d'archivage.

• Le médecin qui décide de quitter l'établissement de soins ne doit pas – par principe de droit – emporter chez-lui les dossiers qui lui sont confiés ou à sa possession, puisqu'ils sont en copropriétaire entre l'établissement et le patient.

• Le médecin peut dans tous les cas consulter le dossier de son patient après son départ pour le référer dans le nouveau lieu où le malade consulte, ou en cas d'activité de recherche(s) ou d'enseignement. Le patient en hospitalisation et/ou en consultation a les mêmes règles dans les hôpitaux privés qui ne participent pas à l'exécution du service public hospitalier comme le précise l'article R.1112-7 du Code de la santé publique, « *Dans les établissements de santé privés ne participant pas à l'exécution du service public hospitalier, les informations concernant la santé des patients sont conservées dans l'établissement sous la responsabilité d'un ou de plusieurs médecins désignés à cet effet par la conférence médicale* ».

Une observation, une problématique peut être soulevée puisque rien n'est clair sur le devenir du dossier après le départ du praticien. Par défaut de présence des normes ou contrat précisant clairement ce point, il peut arriver que le médecin en quittant l'hôpital réclame d'emmener ses dossiers puisque il est le seul dépositaire de ses observations médicales personnelles et pour pouvoir répondre des questionnaires devant le juge en cas de contestation de ses pratiques pendant de nombreuses années. Dans ce cas, il est plus justiciable de laisser à l'hôpital une copie de chaque pièce du document que le médecin emmène.

Que se passe-t-il pour le dossier médical du patient en cas de cessation de l'activité du praticien, de la cessation de clientèle ou de l'informatisation du dossier ? Le plus important, le dossier doit rester toujours accessible au médecin pour le soin et au patient pour ses besoins. Le Conseil de l'Ordre a fait des commentaires sur l'article 45 du Code de déontologie médicale : à l'arrêt brutal et définitif de l'activité professionnelle du patient provoqué soit par la maladie ou la mort, les dossiers médicaux doivent être transmis à son successeur ou par défaut les fichiers d'observations, aux médecins choisis par les malades qui ne veulent pas être suivis par lui. Le successeur est responsable de ne pas communiquer les informations personnelles qui sont dans le dossier. En cas d'absence de successeur, le Conseil départemental doit assurer la transmission des pièces demandées par le malade aux mêmes conditions que le successeur. Il doit confier tous les fichiers restant aux services départementaux ou à un hôpital plus proche dans le délai d'un an.

1) En cas de décès du médecin.

Il est souhaitable que lorsque le médecin traitant est décédé et que le cabinet n'a pas été cédé, les dossiers médicaux soient remis au successeur. A défaut, ils peuvent être conservés par ses ayants droit et en cas de refus, les données peuvent être envoyées auprès du Conseil départemental de l'Ordre au Tableau duquel il était inscrit.

2) Des mesures particulières au dossier médical du mineur.

Concernant le dossier médical d'un mineur, la loi a prévu d'autres conditions à sa conservation. Il doit être conservé dans un délai de dix ans (10 ans) après leur majorité puisque c'est jusqu'à ce délai qu'il peut engager une action en responsabilité civile selon l'article 2252 du Code civil « *Celui qui ne peut pas exercer par lui-même ses droits ne peut renoncer seul à la prescription acquise* ». Et si le mineur est victime d'une violence, d'agression sexuelle ou torture et de toutes sortes d'actes de barbarie ce délai doit être porté de vingt ans (20 ans) au-delà de sa majorité. La qualité de la valeur juridique présentée par le dossier médical en matière de preuve dans les contentieux juridiques, rend judicieux de prévoir une autre durée un peu plus longue au système de conservation du dossier que le délai de prescription déjà prévu.

3) En cas de disparition de l'établissement de santé.

Lorsqu'un cabinet médical cesse son activité médicale, la transmission du dossier n'est pas forcement automatique au successeur, la transmission directe ne peut être constituée comme une règle pour deux raisons. D'une part, la présentation du successeur à la clientèle n'empêche pas du tout le malade de choisir un autre médecin et de demander par la suite que les informations médicales, ou les fichiers d'observations et toutes autres pièces formulant le dossier médical ne lui soient pas transmis. De l'autre part, il incombe toujours au médecin traitant de faire le tri de ses informations et ses fichiers ainsi de détruire ses notes personnelles et toutes informations qui n'ont pas besoin d'être transmises dans l'intérêt du patient ou du médecin.

En revanche, la profession médicale prévoit deux textes pour la transmission des archives médicales lors d'une disparition totale d'un établissement de soins. *L'Arrêté interministériel du 11 mars 1968 relatif au règlement des archives hospitalières, (Journal Officiel de la République Française, du 25 octobre 1968, page.10039),* prévoit en son article 7 les principes suivants : « *En cas de suppression d'un établissement de santé public ou privé participant à l'exécution du service public hospitalier, ses archives doivent faire l'objet d'un versement, soit aux archives départementales, soit aux archives de l'établissement qui reprend les attributions de l'établissement supprimé* ». L'article R.1112-8 du Code de la santé publique introduit par le décret n°2002-637 du 29 avril 2002[95] énonce à son tour le suivi du dossier médical dans ce cas : « *Lorsqu'un établissement de santé privé ne participant pas à l'exécution du service public hospitalier cesse ses activités, les informations concernant la santé des patients peuvent, sous réserve des tris nécessaires, faire l'objet d'un don à un service public d'archives par voie contractuelle entre le directeur de l'établissement et l'autorité administrative compétente* ».

En termes de conclusion de ces deux textes, la dévolution des archives hospitalières publiques ou privées s'accomplit en premier cas vers l'établissement de santé ou bien même le praticien reprend les activités de l'établissement supprimé. Dans un deuxième cas, si l'activité n'est pas reprise, un versement direct des archives médicales au service public d'archives peut être fait, soit par voie obligatoire (établissement de santé public ou assimilé) soit par voie contractuelle (établissement privé ne participant pas au service public). Chaque transfert de dossier vers un

[95] Décret n°2002-637 du 29 avril 2002 relatif à l'accès aux informations personnelles détenues par les professionnels et les établissements de santé en application des articles L. 1111 7 et L. 1112-1 du Code de la santé publique, Journal Officiel de la République Française, n°101 du 30 avril 2002, page.7790.

médecin exerçant demande le consentement libre et éclairé du patient concerné.

B) Rapprochement des hôpitaux et des cliniques.

En raison de l'absence de prescription juridique déterminant la durée de la conservation du dossier médical aux médecins libéraux, il est judicieux d'aligner la durée de l'archivage sur le délai de la prescription en matière civile, soit 30 ans.

Seul le médecin libéral a le droit d'appliquer la réduction de la durée de trente ans (30 ans) à dix ans (10 ans) aux actes ou préjudices à compter de la date de la publication de la loi au Journal officiel du 5 mars 2002. Dans ce cas, la responsabilité civile du médecin libéral peut être recherchée ; le médecin doit donc garder ses dossiers plus de trente (30) ans pour éviter la perte des preuves ou avoir une bonne défense en cas de litige. Si en théorie le délai de recherche de la responsabilité civile du médecin libéral est réduit, le législateur a fixé cependant le point de départ de nouveau délai de dix ans (10 ans) prévu à la consolidation des dommages de la victime mais pas de la première constatation médicale des dommages. Ce point de départ fixé de nouveau doit en principe permettre des actions en responsabilité un peu plus loin que le délai de dix ans (10 ans), quand la consolidation du dommage n'est pas bien acquise.

Un délai semblable n'a qu'une valeur indicative du fait du vide juridique chez les médecins libéraux concernant la prescription autre que l'usage : il n'y a pas jusqu'à présent une section jurisprudentielle automatique lors d'une destruction d'un dossier médical avant le délai de la prescription. Il convient au juge civil d'apprécier souverainement la légitimité du dossier détruit, sa valeur importante ; ou le dossier été demandé par l'expert comme élément essentiel ou demandé d'être communiqué aux parties par le juge lui-même.

En d'autres termes, tous les résultats d'examens médicaux à caractères génétiques d'un patient destinés à des fins médicales constituent un cas particulier. Chaque pièce comme, le consentement écrit du malade, les doubles de la prescription des examens et tous les comptes rendus des analyses de biologie[96] médicale commentés et signés par les concernés, doivent être régis par les mêmes normes de conservation au moins dans un délai de trente ans (30 ans). D'autres normes sont applicables aux informations constituées à l'occasion d'une hospitalisation dans un hôpital public ou privé selon le Code de la santé publique confirmé par l'article R.1112-7 issu d'un décret du 4 janvier 2006[97] ; il précise que le dossier du patient doit être conservé pendant au moins vingt ans (20 ans) à compter de la date du dernier séjour de son titulaire dans l'établissement ou de la dernière consultation externe en son sein (des délais particuliers sont prévus pour les mineurs et les personnes décédées moins de dix ans (10 ans) après leur dernier passage dans l'établissement).

1) Délai de conservation, comparaison avec les hôpitaux et les cliniques.

Une comparaison en matière de délai peut faire l'objet

---

[96] Arrêté du 26 novembre 1999 relatif à la bonne exécution des analyses de biologie médicale, Journal Officiel de la République Française, n°287 du 11 décembre 1999, page.18441.

[97] Décret n°2006-6 du 4 janvier 2006 relatif à l'hébergement des données de santé à caractère personnel et modifiant le Code de la santé publique dans sa partie réglementaire, Journal Officiel de la République Française, du 5 janvier 2006, n°4 du 5 janvier 2006, page.174.

d'une grande observation entre les hôpitaux et clinique privés. La réglementation de 1968, aux normes de l'Arrêté du 11 mars 1968 affirme que les délais d'archivage pour certains éléments du dossier médical sont les suivants :

– Les dossiers ou pièces portant un cas d'affection de nature héréditaire ou pathologique sur la descendance ou tout élément pouvant avoir un effet traumatisant sont conservés indéfiniment.

– Les éléments du dossier comportant des affections chroniques ou neurologiques ainsi que les pièces pédiatriques et stomatologiques sont conservés d'une manière plus spécifique d'un délai de soixante-dix ans (70 ans).

– Et enfin, les pièces constitutives du dossier médical de base doivent être conservées dans un délai de vingt ans (20 ans).

La comparaison peut s'opérer au niveau de la réglementation dans des conditions plus strictes en qualité de chaque statut de l'établissement de santé. Le décret du 30 mars 1992[98] a bien défini le contenu du dossier médical du patient une fois accueilli dans l'établissement de santé public ou privé. Ce même décret a encore défini les règles de conservation selon le statut propre de l'établissement de soins public ou privé participant au service public hospitalier ou privé ne participant pas à l'évolution du service public hospitalier.

Dans cette comparaison des différents hôpitaux et

---

[98] Décret n°92-329 du 30 mars 1992 relatif au dossier médical et à l'information des personnes accueillies dans les établissements de santé publics et privés et modifiant le Code de la santé publique (deuxième partie : Décrets en Conseil d'État), Journal Officiel de la République Française, n°78 du 1er avril 1992, page.4607.

cliniques, une série de questions peut être soulevée sur la problématique du délai même dans certains cas où les solutions ne sont pas envisagées.

• **Pendant combien de temps le droit de la conservation du dossier médical du patient s'exerce-t-il ?**

Ici, le problème se pose puisque le délai de la conservation n'est pas harmonisé dans toutes les pièces composantes du dossier médical. Les délais diffèrent d'un élément à l'autre et en fonction des valeurs de la pièce. Raison de plus, cette question est très importante et majeure puisque la loi n'a pas résolu ce cas. Donc, à travers cette recherche, les législateurs doivent prévoir un moyen de répondre à cette question dans la pratique médicale.

• **Le médecin public ou privé peut-il s'inspirer des différents délais appliqués dans les établissements hospitaliers ?**

L'importance des données médicales et leurs valeurs considèrent que le délai de vingt ans (20 ans) mis en place est trop court. En raison de l'importance et des valeurs juridiques que présentent ces pièces devant le juge, le délai de trente ans (30 ans) peut être un délai minimum et raisonnable. En revanche, rappelons encore une fois qu'aucun texte dans la pratique médicale n'a fixé la durée de la conservation des informations médicales et professionnelles du praticien.

• **Par conséquent, quels sont différents problèmes liés à l'application de ces délais ?**

Les problèmes sont liés tout d'abord au délai d'archivage des établissements d'hospitalisation qui est plus court à la clôture du dossier ou à la date du document le plus récent au dossier. Parlons aussi du délai de soixante-dix ans (70 ans) qui parait inapproprié pour les patients souffrants de maladies chroniques. Si le délai comptait à partir de l'ouverture du dossier médical cela poserait aussi bien des problèmes puisque certains dossiers des patients comptent déjà plus de vingt ans (20 ans) pourtant ils ne sont pas encore clos. Donc, le délai est inapproprié aussi.

- **Existe-t-il des difficultés au délai de la consolidation du dommage ?**

Les problèmes liés à la consolidation du dommage diffèrent bien selon la qualité du dommage subi et du lieu ou la profession du patient. Le salarié patient du médecin du travail peut constituer un bon exemple au problème. Toutefois, il existe des normes spécifiques liées à certains risques auxquels le patient salarié a été exposé au travail. La loi demande au moins cinquante ans (50 ans) après la fin de la période de l'exposition pour tous les différents salariés exposés à des risques comme des agents chimiques dangereux ou aux rayonnements ionisants. Dix ans (10 ans) sont demandés lorsque le travailleur a été exposé aux agents biologiques pathogènes. Toutes les informations doivent figurer dans son dossier médical.

Il est plus apparent dans l'article R.1112-7 du Code de la santé publique, décret n°2006-6 du 4 janvier 2006[99], que la durée de la conservation des dossiers médicaux des établissements de soins publics et privés est réduite : «… *Le dossier médical mentionné à l'article R. 1112-2 est conservé pendant une durée de* ***vingt ans à compter de la date du dernier séjour*** *de son titulaire dans l'établissement* ***ou de la***

---

[99] Décret n°2006-6 du 4 janvier 2006 relatif à l'hébergement des données de santé à caractère personnel et modifiant le Code de la santé publique dans sa partie réglementaire, Journal Officiel de la République Française, du 5 janvier 2006, n°4 du 5 janvier 2006, page.174.

dernière consultation externe en son sein*. Lorsqu'en application des dispositions qui précèdent, la durée de conservation d'un dossier s'achève avant le vingt-huitième anniversaire de son titulaire, la conservation du dossier est prorogée jusqu'à cette date. Dans tous les cas,* ***si la personne titulaire du dossier décède moins de dix ans*** *après son dernier passage dans l'établissement,* ***le dossier est conservé pendant une durée de dix ans à compter de la date du décès.*** *Ces délais sont suspendus par l'introduction de tout recours gracieux ou contentieux tendant à mettre en cause la responsabilité médicale de l'établissement de santé ou de professionnels de santé à raison de leurs interventions au sein de l'établissement.*

A l'issue du délai de conservation mentionné à l'alinéa précédent et après, le cas échéant, restitution à l'établissement de santé des données ayant fait l'objet d'un hébergement en application de l'article L. 1111-8, le dossier médical peut être éliminé.... »

2) Le tableau de conservation : Arrêté interministériel du 11 mars 1968[100].

DURÉE DE CONSERVATION DES ARCHIVES MÉDICALES HOSPITALIÈRES SELON L'ARRÊTÉ INTERMINISTÉRIEL DU 11 MARS 1968.	
La typologie des pièces d'archives.	**Délai de conservation**
Registre d'entrée et de sortie des malades	Indéfiniment
Dossiers médicaux des malades (diagnostics, observations…) : - Dossiers d'affections de nature héréditaire	Indéfiniment

[100] Arrêté interministériel du 11 mars 1968 portant règlement des archives hospitalières, Journal Officiel de la République Française, du 25 octobre 1968, page.10039.

susceptibles d'avoir des répercussions pathologiques ou traumatisantes sur la descendance. – Dossiers de pédiatrie, de neurologie, de stomatologie et des maladies chroniques. – Autres dossiers (sous réserve de conservation d'un dossier par les chiffres 100, 250, 350, 600 et 850)	70 ans 20 ans
Documents du service social. Enquêtes.	70 ans Indéfiniment
Dossiers et livres de laboratoires.	20 ans (mais les résultats nominatifs des analyses se conservent 5 ans : arrêté du 26novembre 1999 relatif au BEA)
Dossiers de transfusion sanguine.	20 ans (mais les documents relatifs à la sécurité transfusionnelle se conservent 40 ans : arrêté du 4 août 1994)
Procès-verbaux d'autopsie.	20 ans
Soins externes.	Conserver les statistiques seules
État des préparations pharmaceutiques.	20 ans
Bons de médicaments, produits chimiques et toxiques.	10 ans
Autorisation d'opérer les mineurs.	5 ans
Autorisations d'autopsie et de prélèvements d'organes[101].	5 ans

[101] Décret n°97-306 du 1er avril 1997 relatif aux conditions d'autorisation

D'autres pièces comme les résultats nominatifs des analyses sous X et de cytologie pathologique sont conservés pendant une durée d'au moins dix ans (10 ans). Il est de même pour le dossier de consultation. Ces mêmes délais doivent prendre en compte la législation en matière de responsabilité civile professionnelle. La durée est de dix ans (10 ans) à partir de la date de la consolidation du dommage.

§2) Le décès du patient ou de ses ayants droit.

Ici, le patient n'a pas un droit acquis totalement à la notion de la propriété du dossier et ses ayants droit ne peuvent pas demander automatiquement le dossier du malade décédé. Le secret professionnel s'impose même après le décès du patient : il est nécessaire et judicieux que le médecin préserve aux yeux de la famille et de tous ses proches les fichiers qui portent les secrets les plus intimes du défunt aussi bien que les éléments susceptibles de nuire à sa mémoire. Un peu de précision : les héritiers du défunt peuvent avoir accès aux informations qui leurs sont utiles pour leurs permettre d'avoir des éléments concernant la cause de la mort, lorsque le patient décédé n'a pas opposé ce droit avant son décès. Il va de même concernant les informations qui permettent aux ayants droits d'acquérir leurs droits dans d'autres circonstances. On trouve plus de précisions dans le Code de la santé publique en son article L.1110-4 modifié par la loi n°2002-303 du 4 mars 2002[102].

---

des établissements de santé effectuant des prélèvements d'organes et de tissus à des fins thérapeutiques et modifiant le Code de la santé publique, Journal Officiel de la République Française, n°81 du 6 avril 1997, page.5272.

[102] La loi n°2002-303 du 4 mars 2002 relative aux droits des malades et à la qualité du système de santé appelée loi Kouchner, Journal Officiel de la

Par conséquent, il serait encore mieux d'élargir la problématique posée sur le devenir du dossier médical en cas du décès du patient, sur le dossier détruit et sur quelques responsabilités médicales pouvant surgir dans le dossier du patient.

A) La perte ou la destruction fortuite du dossier médical du patient.

Cette partie envisage les aléas concernant les dommages pouvant survenir sans que le médecin soit en mesure de les contrôler : un incendie, un dégât des eaux au cabinet ou à l'hôpital ou des cas fortuits.

Les malades qui engagent des actions en responsabilité devant le juge, auront des difficultés pour établir ou justifier la faute du professionnel de santé en cas de mise en cause de la qualité des soins pratiqués par ce praticien. En outre, le médecin ne sera pas dans la possibilité de fournir des preuves de la chronologie des soins ou présenter les informations données par le malade. Le médecin doit donc apporter la preuve de la perte ou de la destruction des dossiers médicaux par les aléas, par un événement extérieur afin de motiver sa bonne foi. L'important ici, est de savoir que même si le médecin a prouvé son innocence dans cette hypothèse, la responsabilité du praticien de santé peut en revanche être retenue comme il a été démontré par *l'Arrêt de la Cour d'Appel de Toulouse du 17 avril 2001*[103] qui a

République Française, n°54 du 5 mars 2002, page.4118.

[103] « *La cour, infirme le jugement déféré, déboute M. et Mme A… de leurs demandes à l'encontre de la compagnie Assurances A, dit que la clinique R, actuellement clinique A est responsable d'une perte de chance d'indemnisation du préjudice causé par sa contamination par le VHC à hauteur de 80 %, la condamne à ce titre à payer* », Cour d'Appel de

estimé clairement que toute perte du dossier médical du patient par le médecin a pour conséquence de faire perdre au malade la chance de gagner son procès. De ce fait, l'établissement de santé a été infligé de peines d'indemnisations au patient jusqu'à 80 % de son préjudice.

1) Le devenir du dossier médical du patient après sa mort.

La disparition ou le décès de l'un des acteurs principaux du dossier médical ne doit pas empêcher la préservation des informations des dossiers médicaux, le secret professionnel, et pareillement si la situation du patient le requiert, la continuité des soins et le libre choix du patient. C'est-à-dire, il existe toujours des droits liés au dossier du défunt.

2) Et si les dossiers médicaux des patients sont détruits ?

Chaque patient peut de son vivant demander ou bien-même exiger la destruction de son dossier médical. Dans de tels cas, le praticien de santé doit obligatoirement établir un Procès-verbal de destruction du dossier médical avec toutes ses composantes pour se protéger contre les éventuelles accusations de cette action de destruction par les ayants droits du patient en cas de décès par exemple.

Avant la destruction, il doit aussi bien informer le patient des conséquences de la destruction du dossier et précisément des problèmes prévisibles qui lui sont liés en cas de procès. Lorsque le médecin a incité le patient à la destruction de son dossier ou si le médecin lui-même a procédé à cette destruction manifestement avec une volonté

Toulouse, Première Chambre Première Section MZ/CD, 22/03/2000, Tribunal de Grande Instance de Toulouse, du 17 avril 2001, n°2000/01819, N°209.

délibérée de faire disparaitre certaines preuves et de prévoir un obstacle au déroulement de la procédure, cet acte serait passible d'une peine pénale infligée par le juge pénal et en fonction du juge civil, il aura à regarder les circonstances et la responsabilité du médecin mis en cause avec la/les pièces détruites. Une fois le délai de dix ans (10 ans) expiré, le médecin qui souhaite se débarrasser du dossier médical devra en principe le détruire et non simplement le jeter. Lorsque la destruction du dossier intervient avant ou après la loi du 4 mars 2002, le praticien doit prévenir dans tous les cas le Conseil de l'Ordre de cet état de fait.

Il est à observer que, ni la loi, ni le décret d'application ou le Code de déontologie ou le Code de la santé publique n'ont prévu des sanctions possibles qu'encoure le médecin n'ayant pas fait preuve de déclaration de la destruction du dossier ou qui n'est pas capable de fournir un dossier demandé.

B) La responsabilité du dossier médical du patient.

Lorsque le praticien se trouve en conflit avec le malade, il est indispensable que le juge apprécie la perte du dossier médical d'une façon plus péjorative avec le soupçon que le professionnel cherche à dissimuler des preuves qui pourraient lui être défavorables devant le juge. Dans des affaires similaires, la notion de soupçon ressort nettement des termes utilisés par les tribunaux : force est de constater que le clinicien a malencontreusement et bien regrettablement égaré certains dossiers médicaux des patients.

Les juges ne peuvent jamais inverser la charge de la preuve puisque la loi demande à celui qui réclame des droits de le prouver. En général, le patient doit prouver ce qu'il reproche au praticien. Par contre, si le praticien détient les moyens de preuve et qu'il les a égarés ou détruit, il peut être sanctionné sauf s'il s'agit d'un cas fortuit. Dans la pratique des praticiens de santé, « *L'intérêt du dossier médical est manifeste pour le patient, mais est aussi essentiel pour le professionnel pour lequel il constitue un instrument de travail et d'échange avec les autres professionnels de santé, consignant la démarche diagnostique, thérapeutique ou préventive et les soins dont la personne a bénéficié. Ainsi, le dossier médical est non seulement un outil d'information pour le patient mais aussi un outil de formation et d'évaluation pour améliorer la connaissance de santé et les pratiques médicales* »[104].

1) Le dossier médical du patient est un révélateur de dysfonctionnements médicaux.

La valeur et la crédibilité du dossier du patient débutent par le soin apporté, les données de sa construction, sa tenue et sa conservation. Le défaut de conservation, la détérioration, la perte d'un élément du dossier ou la disparition complète du dossier détenu par l'établissement de santé ou bien même le retard exagéré à la demande de communication du dossier peuvent amplifier les problèmes de la prise en charge du malade ou même engendrer un véritable dommage du côté du patient. L'impossibilité de se référer à des observations médicales antérieures du praticien entraine en général des effets négatifs à la continuité des soins du patient. Même plus loin l'absence du

---

[104] Anne LAUDE, Bertrand MATHIEU, Didier TABUTEAU., *Droit de la santé, presses Universitaires de France-Puf,* 3ème édition mise à jour en novembre 2012, 1ère édition en février 2007, *Page.371.*

dossier empêche impérativement une action en responsabilité.

Devant une circonstance pareille, la responsabilité de l'hôpital ou du professionnel peut être engagée devant le juge. C'est pour cela que les jurisprudences administratives et judiciaires concourent à ce principe d'une manière très sévère. Dans les établissements de soins publics, tout dommage constitué à l'origine du dossier médical du patient est considéré par le tribunal administratif, également par l'administration elle-même, comme la caractéristique d'une mauvaise organisation et encore d'un dysfonctionnement du service administratif. En conséquence, la *Circulaire n°97-149 du 26 février 1997*[105] *relative à l'accès des patients aux informations dans le domaine de la transfusion sanguine, notamment dans le cadre d'une action en responsabilité, précise-t-elle : « S'agissant d'un défaut d'archivage, la responsabilité d'un établissement pourrait être engagée s'il était établi un lien de causalité directe entre, d'une part, l'absence de tout ou partie de ces informations, de même qu'une communication incomplète ou hors du délai légal et, d'autre part, l'existence d'un dommage, d'une perte de chance pour le patient ou d'une privation de ses droits »*. Les décisions des juges sont fondées par des éléments de preuve figurant dans le dossier médical du patient. C'est sur cette base que la jurisprudence pénalise avec des situations aggravantes, le manquement à l'obligation de tenue et conservation du dossier médical de

---

[105] Circulaire, Direction Générale de la Santé/Direction des Hôpitaux/Agence Française du Sang (DGS/DH/AFS) n°97-149 du 26 février 1997 relative à l'accès des patients aux informations dans le domaine de la transfusion sanguine, notamment dans le cadre d'une action en responsabilité.

chaque malade. Un professionnel d'une clinique a été sévèrement condamné par la section disciplinaire de l'Ordre des médecins le 22 septembre 1993 parce qu'il « *ne tenait pas pour ses malades, de dossier médical sur lequel les observations auraient été portées au jour le jour ;... un tel dossier était indispensable pour assurer le suivi correct des malades alors même qu'il n'aurait pas été légalement obligatoire à l'époque. Il peut donc être reproché au Dr X. à ce titre une insuffisance de surveillance technique, constitutive d'une violation de l'article 32 (désormais 34) du Code de déontologie médicale... Une telle faute est contraire à l'honneur et est exclue de l'amnistie...*[106] ». Article R.4127-34[107] du Code de la santé publique. ***Référence :*** le rapport d'évaluation de l'Agence Nationale d'Accréditation et d'Evaluation en Santé : Manuel d'accréditation : « *évaluation des pratiques professionnelles dans les établissements de santé (dossier du patient) règlementation et recommandations, Paris, juin 2003 service d'évaluation des pratiques* ».

2) Le dossier médical du patient dans la mise en jeu de la responsabilité médicale.

Au niveau de la responsabilité médicale, le dossier médical peut être, à un moment donné, un instrument de la mise en jeu de la responsabilité médicale. En cas de

[106] Recommandation, Conseil de l'Ordre des médecins, le 22 septembre 1993.

[107] Article R4127-34 « *Le médecin doit formuler ses prescriptions avec toute la clarté indispensable, veiller à leur compréhension par le patient et son entourage et s'efforcer d'en obtenir la bonne exécution* ». Code de la santé publique.

différend entre le médecin et son patient ou le patient et son établissement de santé, le dossier médical reste le seul moyen auquel le juge se réfère pour rechercher l'existence de chaque élément constituant ou mettant en jeu la responsabilité du médecin ou de l'hôpital. Ce dossier médical constitue en parallèle une référence permettant d'engendrer la responsabilité du médecin d'une part et de l'autre le juge peut en fonction des pièces présentées rejeter l'action en responsabilité du médecin.

Pour plus d'illustration, la jurisprudence a récemment établi en matière de la preuve de l'information communiquée au patient que l'écrit est considéré comme un élément de présomption de l'information au patient et précise que l'information peut être communiquée par tout moyen possible. Le problème s'aggrave beaucoup plus quant à la disparition de la pièce détenant la preuve. Avant la mise en place de *la Circulaire spécifique à la transfusion sanguine du 26 février 1997*[108] la jurisprudence a jugé que toute disparition d'un composant important du dossier médical a pour conséquence de mettre l'hôpital en charge de la preuve de l'absence de faute dans tous les traitements suivis par le malade.

---

[108] Circulaire, Direction Générale de la Santé/Direction des Hôpitaux/Agence Française du Sang (DGS/DH/AFS) n°97-149 du 26 février 1997 relative à l'accès des patients aux informations dans le domaine de la transfusion sanguine, notamment dans le cadre d'une action en responsabilité.

Deuxième partie

Les modalités d'accès au dossier médical du patient

Partie II
Les modalités d'accès au dossier médical du patient

Le droit à l'accès aux dossiers médicaux des patients harmonisé par *la loi n°91-748 du 31 juillet 1991*[109] *portant réforme hospitalière* découlait des informations détenues par les établissements de santé publics ou privés. Ce droit d'accès découlait également des dossiers archivés par les médecins libéraux par l'obligation du Code de déontologie médicale selon les dispositions de l'article 45 (article

---

[109] C'est une loi qui est venue pour affirmer que les établissements publics et les cliniques privées ont une obligation de communiquer aux patients recevant ou ayant reçu des soins quelle que soit la forme, sur leur demande avec ou sans l'intermédiaire du praticien qu'ils désignent, toutes les informations médicales comprises dans leur dossier médical. Article L.1112-1 Code de la santé publique. *Journal Officiel de la République Française, n°179 du 2 août 1991, page.10255.* informations tirées dans l'ouvrage : Anne LAUDE, Bertrand MATHIEU, Didier TABUTEAU., *Droit de la santé, presses Universitaires de France-Puf,* 3ème édition mise à jour en novembre 2012, 1ère édition en février 2007, *Page.368.*

R.4127-45 du Code de la santé publique) qui énonce que : « *II.- A la demande du patient ou avec son consentement, le médecin transmet aux médecins qui participent à la prise en charge ou à ceux qu'il entend consulter les informations et documents utiles à la continuité des soins. Il en va de même lorsque le patient porte son choix sur un autre médecin traitant* ». Le système d'accès aux dossiers peut être opéré par le patient lui-même ou par plusieurs personnes soumises au consentement libre et éclairé du patient. La loi a prévu des possibilités d'accès conditionnées par des normes bien précises et des moyens de communications plus stricts.

Il serait mieux de voir chronologiquement les possibilités prévues pour l'accès et la communication du Dossier Médical du Patient dans toutes ses modalités en Chapitre I et II.

Chapitre I
Les possibilités prévues à l'accès au dossier médical du patient dans toutes ses modalités

L'évolution de la médecine témoigne que dans la pratique médicale, le patient avait quelques droits lui permettant d'avoir certaines informations lors de son séjour dans un établissement de santé public ou privé ou bien même de la part des professionnels de santé. Le rassemblement de toutes ces données permet par la suite, la constitution d'un Dossier Médical du Patient hospitalisé. Le concept de la chemise thérapeutique évolue sans arrêt pour des raisons de respect de la vie privée du patient, de la dignité et le respect du corps humain après la mort. L'arrivée de la loi Kouchner de 2002[110] a donné un avantage au patient de consulter son dossier médical au complet.

---

[110] La loi n°2002-303 du 4 mars 2002 relative aux droits des malades et à la qualité du système de santé appelée loi Kouchner, Journal Officiel de la République Française, n°54 du 5 mars 2002, page.4118, n'envisage pas l'expression « *dossier médical ou dossier du patient* » elle ne vise que l'ensemble des informations concernant la santé des personnes.

Dans l'exercice médical, la loi a prévu d'une manière générale dans l'article L.1111-7 alinéa 1er du Code de la santé publique, que toute personne sollicitant de consulter son dossier peut accéder facilement à l'ensemble des données le concernant protégées par les professionnels ou par les établissements de santé, sans lui soulever une exception à l'accès, pour des raisons de secret professionnel ou par simple interdiction.

En dehors du patient lui-même, plusieurs personnes bénéficient d'un droit d'accès à son dossier avant et après sa mort : il s'agit des représentants légaux désignés par le juge ou par le patient lui-même et ses ayants droit. La loi a posé des limites aux personnes et aux ayants droit qui peuvent accéder au dossier avant et après la mort du patient ; les motifs de la demande doivent être bien précis.

L'interrogation est de savoir comment la science médicale et l'organisation du système de santé ainsi que les législateurs ont-ils organisé et orienté l'accès aux dossiers médicaux des patients ? Quelles sont les dispositions mises en place pour faciliter la requête de l'accès et la recevabilité ? La portée obligatoire des principes relatifs à l'accès au dossier est d'autant plus essentielle qu'ils sont liés aux sources du Code de la santé publique et aux différentes lois et aux règlements en vigueur. Les médecins assurent et contrôlent tout accès au dossier et ils formulent des refus en cas de nécessité.

La demande à l'accès au dossier médical du patient sera traitée en section 1 et la recevabilité des motifs d'accès au dossier médical du patient en section 2.

Section 1 : LA DEMANDE D'ACCES AU DOSSIER MEDICAL DU PATIENT.

La loi a établi des normes permettant au patient de

consulter son dossier médical dans son ensemble quel que soit le détenteur. Cet accès peut être direct ou par l'intermédiaire d'un praticien qu'il aura désigné pour obtenir communication.

Toutefois, ce même dispositif de la loi permet encore un accès au dossier du patient formulé par certaines personnes autres que le malade lui-même. Ces dispositions sont posées par la loi, et elles demandent impérativement le respect des textes sous peine des sanctions. La règle impose des agencements légaux et règlementaires ainsi que le respect du secret professionnel. Il est obligatoire que la demande soit formalisée par une lettre.

Une liste des acquéreurs du droit d'accès est établie et confirmée par la loi : le patient, les titulaires de l'autorité parentale, le tuteur, les ayants droit, le médecin éventuellement désigné, le médecin prescripteur de prise en charge et le mandataire.

La remarque à faire ici, est que la personne de confiance n'est pas marquée dans la liste des personnes détentrices du droit d'accès au Dossier Médical mais elle présente une intervention particulière puisque c'est une tierce personne non-obligatoire. Sa présence est facultative selon l'article L.1111-7 alinéa 3[111] du Code de la santé publique. Conformément à *la loi n°2002-303 du 4 Mars 2002*[112] *relative*

---

[111] Article L.1111-7 alinéa 3 du Code de la santé publique édicte : « *La présence d'une tierce personne lors de la consultation de certaines informations peut être recommandée par le médecin les ayant établies ou en étant dépositaire, pour des motifs tenant aux risques que leur connaissance sans accompagnement ferait courir à la personne concernée. Le refus de cette dernière ne fait pas obstacle à la communication de ces informations* ».

[112] La loi n°2002-303 du 4 mars 2002 relative aux droits des malades et à

aux droits des malades et à la qualité du système de santé et le décret d'application n°2003-462 du 21 Mai 2003[113] *relatif à l'accès aux informations détenues par les professionnels et les établissements de santé* aux dispositions des articles L.1111-7 et L.1112-1 du Code de la santé publique, *le patient peut avoir accès aux informations concernant son dossier médical sur demande écrite auprès de la Direction de l'établissement.*

§1) Les possibilités de la demande.

Qui peut avoir l'accès au Dossier Médical du Patient ?

Toute personne ayant un lien ou non avec le patient peut demander accès au dossier mais cette demande impose un contrôle et un respect des règles bien établies. C'est-à-dire qu'il n'y a pas d'interdiction à la demande mais plutôt des restrictions à l'accès.

La demande doit être constituée par une lettre adressée par recommandé avec accusé de réception, de préférence au médecin traitant, pour lui demander l'accès aux informations du Dossier. La lettre doit en principe être adressée directement au médecin privé ou au directeur ou au responsable de l'établissement de santé lorsqu'il s'agit d'un hôpital public. A un moment donné, le patient peut être dirigé vers un hébergeur, un prestataire de service extérieur à qui a été confié le soin d'archiver les dossiers médicaux sur support papier ou sur support informatique d'un hôpital public ou médecin privé.

---

la qualité du système de santé appelée loi Kouchner, Journal Officiel de la République Française, n°54 du 5 mars 2002, page.4118.

[113] Décret n°2003-462 du 21 mai 2003 relatif aux dispositions réglementaires des parties I, II et III du Code de la santé publique, Journal Officiel de la République Française, n°122 du 27 mai 2003, page.9039.

A) La réglementation.

Par les dispositions de l'article L.1111-7 alinéa premier du Code de la santé publique précisant que : « *Toute personne a accès à l'ensemble des informations concernant sa santé détenues, à quelque titre que ce soit, par des professionnels et établissements de santé, qui sont formalisées ou ont fait l'objet d'échanges écrits entre professionnels de santé,...* », le patient peut faire la demande d'accès en suivant les normes et les modalités prévues par la loi. Il faut préciser dans la lettre, en qualité de demandeur, la partie à consulter dans le dossier ; à défaut le dossier sera envoyé dans son intégralité. Il doit joindre, dans la lettre recommandée avec accusé de réception, des pièces justifiant l'identité et la qualité du demandeur :

- Si les informations demandées concernent le patient directement, la photocopie recto-verso de sa pièce d'identité suffit.
- Dans le cas contraire, le demandeur doit fournir toutes pièces attestant la qualité et le lien avec le concerné du dossier médical.

1) Le patient majeur.

La loi reconnaît aux usagers majeurs qui ne sont pas sous tutelle, un droit général à l'accès aux données médicales le concernant détenu par le professionnel de santé public ou privé ou exerçant en ambulatoire. Ce patient peut exercer son droit d'accès sans justifier le pourquoi de sa demande, la seule chose à laquelle la loi l'oblige, c'est de présenter sa pièce d'identité. Sa demande d'accès devient impérative lorsque les informations qu'il sollicite sont communicables au sens propre de la loi. Il a un droit acquis à son dossier et il peut l'exercer à chaque fois qu'il le désire. Cette demande d'accès peut être envisagée de nouveau, à tout moment de la prise en charge de soins ou après la sortie de l'hôpital. Il lui est possible de demander une assistance ou un accompagnement lors de la consultation. Le professionnel ne peut en aucun cas limiter l'accès du patient à son dossier. Les restrictions proposées par le législateur à ce principe d'accès direct et facilité sont claires dans la loi du 17 juillet 1978[114] qui instaure la Commission d'Accès aux Documents Administratifs (CADA), énonçant dans l'article 6, niveau 2° que « *Les autres documents administratifs dont la consultation ou la communication porterait atteinte* » doivent faire l'objet de protection administrative. Elle ajoute que les documents faisant l'objet d'une procédure judicaire constituent une exception et ne sont pas communicables au patient. C'est le cas, par exemple, d'un dossier saisi par un juge d'instruction. De même, les patients incarcérés dans un établissement pénitentiaire ne peuvent accéder à leur dossier que pour une lecture sur place au service de l'Unité de Consultation et de Soins Ambulatoires (UCSA)[115] ou dans les Services Médico-psychologiques Régionaux (SMPR)[116]. Il peut, dans d'autres cas, consulter le dossier par

---

[114] La loi n°78-753 du 17 juillet 1978 portant diverses mesures d'amélioration entre l'administration et le public et diverses dispositions d'ordre administratif, social et fiscal, Article 6 bis : abrogé. Titre 1er : De la liberté d'accès aux documents administratifs, Journal Officiel de la République Française, du 18 juillet 1978, page.2851. La Commission d'Accès aux Documents Administratifs (CADA).

[115] L'Unité de Consultation et des Soins Ambulatoires (UCSA) est un service hospitalier dédié à la prise en charge des prisonniers au sein des maisons d'arrêt et des centres pénitentiaires.

[116] Les services médico-psychologiques régionaux, créés à partir de 1977 a pour mission de répondre aux problèmes d'une organisation spécifique

voie postale après avis obtenu par autorisation du directeur de l'établissement pénitentiaire.

Une autre question semble encore importante, est-il possible que le patient accède au dossier antérieur à la loi du 4 mars 2002 ?

La réponse à cette question est plus claire ; le patient peut accéder à ses informations par la structure inscrite dans le Code de déontologie exigeant la tenue du dossier.

Que se passe-t-il si le dossier était détruit avant la loi du 4 mars 2002 puisqu'il n'existait pas un texte limitant la durée de conservation dans les cabinets privés ? Un rappel, la loi du 4 mars 2002 n'est pas rétroactive ; le malade ne peut donc pas, par ce principe du droit, attaquer le médecin qui lui aurait opposé un refus à l'accès direct son dossier avant la mise en vigueur de cette loi.

2) Les patients mineurs.

La loi reprend pour un mineur les mêmes dispositions d'accès aux informations que pour la personne majeure, cependant une exception est envisagée à l'égard du mineur, selon les termes de l'article L.1111-7 et R.1111-6 du Code de la santé publique. Il n'a pas accès au dossier, mais ses parents, représentants légaux, et son titulaire peuvent le consulter à sa place. Cependant, le médecin saisi par l'autorité parentale doit recueillir le consentement du mineur. Ce dernier a le droit de s'abstenir, de s'opposer et de refuser la demande à une partie du dossier qu'il considère très intime. Ils peuvent le consulter tant que le mineur n'a pas encore atteint l'âge de sa majorité (18 ans révolu). Selon l'article L.1111-7 du Code de la santé publique affirme que :

---

de la prise en charge de l'hygiène mentale en milieu pénitentiaire.

« Sous réserve de l'opposition prévue à l'article L.1111-5, dans le cas d'une personne mineure, le droit d'accès est exercé par le ou les titulaires de l'autorité parentale ».

Est-il possible qu'un mineur demande la consultation de son dossier lui-même ?

La réponse est fondamentale ; il peut faire la demande d'accès mais il reste au médecin de contrôler sa demande et de lui opposer automatiquement un refus puisque l'article L.1111-7 du Code de la santé publique n'a pas donné accès direct au mineur ; cet argument est confirmé par la Haute Autorité de Santé. Toutefois, le mineur a le droit d'être informé de sa situation de santé selon le degré, le niveau de sa maturité et de sa capacité de participer à la décision.

A sa majorité, le système d'application revient dans les règles générales mais le patient ne peut pas faire demande d'accès aux informations recueillies durant enfance. Le patient mineur peut s'opposer à l'accès demandé par ses parents dans deux circonstances :

– Il dispose d'un droit d'opposition totale à l'accès au dossier par ses parents, lorsqu'il s'agit d'informations secrètes du mineur participant ou facilitant le travail du médecin, ayant pris en charge les soins. C'est un secret réservé au médecin, pour mener à bien les soins au patient, selon l'article L.1111-5 du Code de la santé publique. Le professionnel doit à son tour mentionner par écrit dans le dossier les propos classés secrets et l'opposition du mineur à tout accès. L'article R.1111-6 du Code de la santé publique dispose : « *La personne mineure qui souhaite garder le secret sur un traitement ou une intervention dont elle fait l'objet dans les conditions prévues à l'article L.1111-5 peut s'opposer à ce que le médecin qui a pratiqué ce traitement ou cette intervention communique au titulaire de l'autorité parentale les informations qui ont été constituées à ce sujet. Le médecin fait mention écrite de cette opposition* ».

– Le mineur peut imposer que, pour l'accès au dossier, ses parents soient accompagnés par un médecin de son choix ou par le médecin traitant, au moment de la consultation partielle ou totale du dossier. Il est à la charge du médecin de s'efforcer d'obtenir du mineur un accès au dossier à ses parents, quand il s'agit d'opposition totale ; si cette opposition est partielle le mineur doit s'exprimer spontanément sur cette opposition partielle.

• La jurisprudence[117] :

Dans l'affaire citée, le juge précise le principe d'accès au dossier par le patient majeur dans une affaire où une mère voulait consulter le dossier de sa fille devenue majeure au moment de la demande. Mme X étant déjà majeure le 9 janvier 2005, il est de son droit exclusif, dès à présent, de formuler la demande d'accès au dossier devant le chef de son établissement de santé, tout en retenant que la demande de la mère avait été formulée dès 2003. Sa demande auprès du directeur de l'hôpital avait fait l'objet d'un refus, pour la raison qu'à cette date, sa fille était déjà majeure.

• Deux avis de la Commission d'Accès aux Documents Administratifs :

La CADA a rendu deux avis dès 2002 sur la question du droit d'opposition du mineur qui interdit l'accès à ses parents, dans l'hypothèse où il a préalablement obtenu des informations confidentielles auprès du médecin soignant, selon le premier *avis du 27 juin 2002*[118] ; dans le deuxième

---

[117] La Cour d'Appel de Marseille, le 2 février 2006, Jean Maris X.

[118] Commission d'Accès aux Documents Administratifs, avis du 27 juin 2002, séance n°2002-2486, Centre Hospitalier d'Aubenas.

avis, rendu le *19 décembre 2002*[119] le droit d'accès est, comme dans le passé, reconnu appartenir aux titulaires parentaux, sans évoquer ni rechercher automatiquement l'accord de l'intéressé. La loi du 4 mars 2002 a, de manière générale, reconnu le droit du mineur, sur la base des soins confidentiels. On peut se référer aux débats parlementaires de discussion du projet de loi qui n'ont pas davantage retenu de distinction entre les catégories d'âges des mineurs. « *Le droit aux* ***soins confidentiels*** *a été constitué dans la perspective de situation propres à l'adolescence. Il faut pouvoir traiter un adolescent en l'absence éventuelle de consentement parental, dans l'intérêt évident de la santé publique* »[120].

• Remarque :

Des prérogatives particulières sont accordées à d'autres personnes représentant une situation spécifique. Ces droits sont généralement réservés au titulaire de l'autorité parentale et au tuteur qui exerce un droit d'accès au dossier médical du mineur. Autrement dit, un mineur peut s'opposer devant le médecin à la communication de son dossier au tuteur. En cas d'opposition extériorisée par le mineur, le praticien doit recueillir le consentement du mineur avant son décès. Si au final le mineur maintient son opposition, la demande du titulaire de l'autorité parentale est irrecevable et le médecin à son tour doit motiver le pourquoi de ce refus, par écrit au demandeur.

Il semble que le problème n'est pas bien résolu dans les

---

[119] Commission d'Accès aux Documents Administratifs, avis du 19 décembre 2002, séance n°200224609, Ministre de la fonction publique, de la réforme de l'Etat et de l'Aménagement du territoire.

[120] Débats parlementaires, propos de B. Kouchner Débats parlementaires, Assemblée Nationale 4 octobre 2001.

textes en cas de décès d'un patient mineur, sans avoir reçu son consentement à la communication de son dossier médical. Il est loisible, à défaut de consentement du mineur et pour éviter de parler de vide juridique, de faire recours aux principes du droit commun, au cas par cas.

B) Les proches du patient.

La loi donne en général un droit d'accès au dossier médical aux ayants droit en cas de décès du patient. Ce droit est structuré et élargi dans plusieurs conditions. Il y a aussi un droit réservé aux proches du patient majeur sous tutelle bénéficiant d'une protection du juge.

1) Les ayants droit.

L'article L.1110-4 dernier alinéa[121] du Code de la santé publique accorde aux ayants droit d'un patient décédé, un droit général d'accès direct aux informations médicales du patient, mais impose certaines règles à respecter avant la communication.

L'article R.1111-7 du Code de la santé publique, précise les normes d'accès au dossier médical aux ayants droit et leur motif de consultation. Selon l'article L.1110-4 du Code de la santé publique, la motivation doit être simplement de connaître les causes du décès, de défendre la mémoire du défunt ou de faire valoir un droit.

---

[121] L'article L1110-4 dispose dans son dernier alinéa du Code de la santé publique : « *Le secret médical ne fait pas obstacle à ce que les informations concernant une personne décédée soient délivrées à ses ayants droit, dans la mesure où elles leur sont nécessaires pour leur permettre de connaître les causes de la mort, de défendre la mémoire du défunt ou de faire valoir leurs droits, sauf volonté contraire exprimée par la personne avant son décès* ».

La loi ne donne pas droit à la personne de confiance, et ne lui reconnaît pas la qualité de demandeur d'accès au Dossier Médical du Patient. Les ayants droit et les conjoints ont eu un droit d'accès bien défini par la *loi n°2001-1135 du décembre 2001*[122]. La règle exige du professionnel médical de vérifier la conformité d'un ayant droit demandeur afin d'éviter toute difficulté.

Ce travail permet de poser quelques questions lorsque le patient décédé a manifesté son refus d'accès au dossier médical à une tierce personne qui n'est ni le médecin traitant ni la personne de confiance ou à ses ayants droit. Ce point n'est pas abordé dans la loi. Qui peut, dans ce contexte, consulter ou obtenir communication du dossier ? Ou, est ce que le refus manifesté à une tierce personne sera retenu devant le médecin ou le juge ? En suivant les références des textes, personne n'est autorisé. Juridiquement, aucun document du dossier médical du patient ne doit être communiqué à quelqu'un d'autre que le patient lui-même. En cas de situation similaire, d'après une analyse juridique, il y a une absence des règles régissant les questions précitées pour la considération du consentement du défunt donné à une tierce personne. Cela reste de la compétence du médecin consulté en charge du dossier, pour constater l'urgence et le motif de la demande. Il en est de même du juge judiciaire d'apprécier la demande en cas de litige opposant les ayants droit entre eux ou le médecin et le demandeur. Une possibilité de faire recours au principe

---

[122] La loi n°2001-1135 du 3 décembre 2001 relative aux droits du conjoint survivant et des enfants adultérins et modernisant diverses dispositions de droit successoral (les époux sont désormais ayants droit), Journal Officiel de la République Française, n°281 du 4 décembre 2001, page.19279.

du droit commun peut être soulevée pour ne pas instruire un vide juridique.

La jurisprudence du Conseil d'Etat, en 2008[123], affirme que les ayants droit qui ne remplissent pas véritablement les conditions légales n'ont pas accès aux dossiers médicaux de leurs proches.

2) Le majeur (patient) sous protection de tutelle.

Le problème se pose lorsqu'une personne est placée sous la responsabilité d'un tuteur puisque l'encadrement prévu par l'article R1111-1 du Code de la santé publique peut être différent de plusieurs manières telles que : le tuteur, la sauvegarde de justice ou la curatelle. Ces deux dernières n'ont pas accès au dossier du patient puisque que la personne placée sous leur responsabilité est présumée capable de discernement. Le refus d'accès peut être avancé par le médecin en charge du dossier au motif de leurs responsabilités. Seul le tuteur a accès au dossier du patient avant ou après sa mort.

La tutelle est un régime de protection importante et elle implique la responsabilité du majeur protégé. Le patient majeur placé sous tutelle doit être représenté continuellement dans la plupart de ses actes de la vie civile. Depuis *la loi du 5 mars 2007 relative à la protection juridique des majeurs* la tutelle reste un mandataire judiciaire à la protection des majeurs. La mise en place de la loi du 4 mars 2002 n'a pas donné accès au dossier médical au majeur placé sous la garde tutorale. Il est de la

---

[123] Commission d'Accès aux Documents Administratifs, avis du 13 novembre 2008, séance n°20084204, Directeur du centre hospitalier de Fontainebleau.

compétence de la personne qui le représente légalement d'accéder à son dossier selon l'article *R1111-1*[124] précité. Il est encore important de retenir que le tuteur n'a pas besoin d'une autorisation de la personne majeure placée sous sa garde pour accéder à son dossier. Sa qualité de protecteur lui suffit.

Une précision : La mise sous tutelle d'une personne ne fait pas d'elle un être démuni de ses droits individuels : à l'exemple du respect de sa vie privée et de sa personne. Certes, le tuteur est placé par un jugement qui lui ordonne une protection de la personne, mais entre-temps, le médecin doit, avant toute communication, relire la totalité du dossier pour vérifier si le patient n'a pas donné des informations que le tuteur ne doit pas connaître. C'est le cas par exemple des données qui rentrent dans l'ordre du secret professionnel. Il n'est demandé au tuteur qu'une participation et un soutien dans le cadre des interventions et soins, pour faciliter la tâche de médecin et de l'équipe médicale. Un avis[125] a été donné par la Commission d'Accès aux Documents Administratifs pour illustrer cette réponse.

---

[124] L'article R1111-1 du Code de la santé publique : « *L'accès aux informations relatives à la santé d'une personne, mentionnées à l'article L. 1111-7 et détenues par un professionnel de santé, un établissement de santé ou un hébergeur agréé en application de l'article L. 1111-8, est demandé par la personne concernée, son ayant droit en cas de décès de cette personne, la personne ayant l'autorité parentale,* ***le tuteur*** *ou, le cas échéant, par le médecin qu'une de ces personnes a désigné comme intermédiaire* ».

[125] La Commission d'Accès aux Dossiers Administratifs, avis du 27 juin 2002, séance n°200224V 86, Directeur du Centre Hospitalier d'Aubenas, a bien précisé que le majeur incapable selon la loi du 4 mars 2002 ne fait pas l'objet de limitation des droits du tuteur à l'accès aux informations médicales le concernant.

§2) D'autres cas possibles à l'accès.

La loi permet un accès semi-automatique au dossier médical par le médecin traitant et par l'équipe en charge de suivi de patient. Ce dernier peut en quelques sortes accorder un accès au dossier à un médecin qu'il aura désigné lui-même. Il est encore possible que le patient envisage quelqu'un pour le représenter en cas de besoin. D'autres possibilités sont réservées pour le juge en cas de nécessité.

A) Au niveau de la profession médicale.

Le médecin traitant peut consulter le dossier médical du malade à tout moment et il peut aussi faire appel à son équipe de travail. Pour la communication du médecin désigné, le médecin traitant doit certainement apporter une preuve contrôle.

1) L'équipe médicale traitante et le médecin désigné.

Le patient peut autoriser les professionnels de santé qu'il souhaite. Les praticiens auront un accès aux informations à catégorie utile à l'exercice de leur travail. La loi a en revanche interdit l'accès aux Dossiers Médicaux du Patient pour les médecins des sociétés d'assurances, des mutuelles et les médecins du travail.

En cas de situation d'urgence, la loi permet une procédure appelée ***bris de glace*** aux professionnels de santé de se faire communiqués le Dossier du Patient et de leur faire savoir ses antécédents médicaux. Donc le patient doit donner son accord lors de la première constitution de son dossier médical, pour que des mesures de ***bris de glace*** soient appliquées en cas d'urgence comme les médecins régulateurs du centre.

a) L'équipe médicale du patient.

Seules peuvent avoir accès aux informations hébergées tous les professionnels de santé participants au suivi du patient ou les établissements de santé qui ont la charge de soins ou le professionnel de l'équipe médicale désigné par le concerné. L'accès au dossier médical constitue pour le médecin de l'hôpital un élément indispensable à la continuité de soins, à des actes médicaux et à la limitation des examens.

Par le dispositif de la loi, les médecins prescripteurs d'hospitalisation ont un accès, sur leur demande, au dossier du patient détenu par l'établissement de santé au même niveau d'accès que le malade en faisant référence à l'article L.1112-1 du Code de la santé publique. Néanmoins, ce même Code précise en son article R.1112-4 que : « *Dans le cas où le praticien qui a prescrit l'hospitalisation demande communication du dossier, cette communication ne peut intervenir qu'après accord du patient, de la personne ayant l'autorité parentale ou du tuteur, ou de ses ayants droit en cas de décès* ».

Par ce principe du droit, il est important que le patient donne son accord avant que la transmission du dossier soit faite au médecin qui l'a rédigé et l'a envoyé vers l'établissement de soins. C'est une question de dérogation au secret professionnel puisque dans la logique aucun lien thérapeutique ne lie le patient et le praticien prescripteur. Il est encore possible que le patient détenteur du droit du choix du médecin révoque le médecin prescripteur et sollicite un autre professionnel de santé. Une autre possibilité d'accès peut être envisagée lorsque l'établissement détenteur du dossier n'a pas respecté la procédure de communication. Il est permis au médecin désigné de demander directement le consentement du patient pour éviter une violation du secret professionnel au sens de l'article L1110-4 du Code de la santé publique et l'article 226-13 du Code pénal. Cette règle s'applique au médecin qui cherche à obtenir les informations par violation des dispositions légales et réglementaires.

b) Le médecin désigné par le patient.

Le patient peut à tout moment désigner un médecin pour le représenter, pour recevoir son dossier ou lui en faciliter la lecture. Mais, cette désignation n'est pas définitive. Le malade peut à tout moment révoquer son consentement.

Comme l'a énoncé l'article L.1111-7 alinéa 2 du Code de la santé publique. Il a aussi le droit de solliciter un autre médecin pour avoir un autre avis ou diverses explications, de changer de médecin traitant, ou d'établissement d'hospitalisation. Dans tous ces cas le consentement du patient est toujours important. Donc, le médecin détenteur des informations de santé doit communiquer le médecin désigné après le recueil du consentement. Il est important de savoir que le consentement peut être écrit ou oral.

2) Des accès particuliers et prioritaires.

Le médecin d'un centre de réforme désigné par le Ministère de la Défense pour des mesures importantes à la sécurité, soit du patient ou de la population, des mesures d'ordres médico-légal, comme une demande de pension militaire d'invalidité, peut au titre de l'article 5 de la loi n°55-356 du 3 avril 1955[126], s'autoriser un accès au dossier lors des faits examinés même en absence du consentement reçu du malade. Son accord est implicitement requis par le fait de demander la pension alimentaire. D'autres cas sont possibles d'un accès facile aux dossiers des malades portant un intérêt général.

a) Les autorités en charges de la politique de santé publique.

Le Ministère de la santé peut intervenir directement dans les dossiers des patients, avec ou sans leur consentement, lorsqu'il s'agit des raisons de santé publique portant un intérêt général. Si le dossier présente un atout majeur à la politique de santé publique le ministère, le Conseil régional ou le préfet peuvent ordonner un accès au service de soins publics pour tirer intérêt au dossier. « *La politique sanitaire du pays est largement fondée entre acteurs de santé. Pour optimiser et rationaliser l'offre de soins, des moyens juridiques sont mis en place permettant de mutualiser certaines activité* »[127]. C'est dans ce sens que la loi a mis en place certaines dérogations, en faveur de ces institutions, pour intervenir dans l'intérêt de la population.

• Les professionnels chargés de l'inspection de la santé.

Les médecins membres de l'Inspection générale des affaires sociales et les médecins inspecteurs de la santé publique sont soumis aux mêmes conditions d'accès aux dossiers que les Médecins-conseils de la sécurité sociale ;

---

[126] La loi n°55-356 du 3 avril 1955 Relative au développement des crédits affectés aux dépenses du ministère des anciens combattants et victimes de la guerre, pour l'exercice 1955, Journal Officiel de la République française, du 4 avril 1955, page.3355.

[127] Claudine BERGOIGNAN-ESPER, Pierre SARGOS., *Les Grands arrêts du droit de la santé*, DALLOZ, 1er édition en septembre 2010, Page.287.

l'article 8 *de la loi n°2002-303 du 4 mars 2002* insère un alinéa *dans l'article 42 de la loi n°96-452 du 28 mai 1996*[128] *portant diverses mesures d'ordre sanitaire, social et statutaire.*

• Le médecin conciliateur de la commission des relations avec les usagers et de la qualité de la prise en charge.

La loi du 4 mars 2002 modifie l'article L.1112-3 du Code de la santé publique, mettant en place une Commission des relations avec les usagers et de la qualité de la prise en charge destinée à remplacer la Commission de conciliation. Avec l'intermédiaire du médecin conciliateur, la commission peut obtenir accès aux données médicales du malade relatives aux plaintes et réclamations formulées par les usagers, sous réserve de l'acquisition primitive de l'accord écrit du patient ou de ses ayants droit en cas de décès.

• Le praticien responsable du Département d'Information Médicale.

La mise en place d'une loi n°93-121 du 27 janvier 1993[129] *et le décret n°94-666 du 27 juillet 1994*[130] a permis aux médecins chargés de l'information médicale de

[128] La loi n°96-452 du 28 mai 1996 portant diverses mesures d'ordre sanitaire, social et statutaire, Journal Officiel de la République Française, n°123 du 29 mai 1996, page.7912.

[129] La loi n°93-121 du 27 janvier 1993 portant diverses mesures d'ordre social de 1993, modifiant l'article L.710-5 du Code de la Santé Publique, Journal Officiel de la République Française, n°25 du 30 janvier 1993, page.1576.

[130] Décret n° 94-666 du 27 juillet 1994 relatif aux systèmes d'informations médicales et à l'analyse de l'activité des établissements de santé publics et privés et modifiant le Code de la santé publique (deuxième partie : Décrets en Conseil d'État), Journal Officiel de la République Française, n°180 du 5 août 1994, page.11395.

l'établissement de soins un accès important aux données normatives et plus spécifiques. Certes, les informations transmises au département concerné ne portent pas un objectif de soins au regard des dispositions de l'article L.6113-7 du Code de la santé publique.

• Le Médecin-conseil de la sécurité sociale.

L'Ordonnance n°96-346 du 24 mars 1996[131] précise que les Médecins-conseils peuvent accéder aux dossiers médicaux, en leurs qualités de représentant des organismes d'assurance maladie, dans le respect de la déontologie médicale, lorsque l'intervention est prévue dans leurs ordres de missions. Ces orientations sont authentifiées par l'article 6 de *la loi n°2002-303 du 4 mars 2002* et codifiées par la suite à l'article L.315-1 du Code de la sécurité sociale.

b) Le mandataire du patient.

Le patient peut, de son propre gré, donner mandat à une personne déléguée pour le représenter et exercer ses droits pour son compte. Par simple explication, le mandataire est une personne à laquelle le pouvoir a été adressé par le patient mandatant.

Par les recommandations de bonnes pratiques médicales confirmées par le Conseil d'Etat, la Haute Autorité de Santé a, à son tour, reconnu au patient le droit d'accorder un mandat en matière d'informations des données médicales relatives à autrui. Cette notion de mandat reste encore plus critique puisque la qualité de mandataire semble aussi s'étendre aux membres de famille,

---

131 Ordonnance n°96-346 du 24 avril 1996 portant réforme de l'hospitalisation publique et privée, Journal Officiel de la République Française, n° 98 du 25 avril 1996, page.6324.

au médecin traitant ou aux proches du patient ; c'est pour cette raison que la Haute Autorité de Santé, dans ces recommandations de bonnes pratiques, n'a pas limité cette notion aux trois niveaux cités précédemment. Elle l'a élargie en donnant autorisation au patient de désigner une personne de son choix.

La jurisprudence :

Les recommandations données par la Haute Autorité de Santé ont été considérées par le juge suprême[132] comme non contraires aux dispositions de la loi n°2002-303 du 4 mars 2002 ; il a autorisé le patient à désigner un mandataire.

c) L'hospitalisation sans le consentement du patient majeur.

Les normes juridiques qui s'appliquent aux patients pour accéder à leurs informations sont les mêmes pour les malades qu'ils soient ou qu'ils aient été librement pris en charge pour des soins psychiatriques ou sur demande d'un proche ou d'un tiers. Dans toutes ces hypothèses, la loi ne fait pas de distinction entre les patients. Les mêmes mesures sont utilisées en cas de péril imminent pour malade ou quand la prise en charge est ordonnée par un représentant de l'Etat. En effet, le principe d'accès direct est le même pour tous les patients. Les règles de l'article L.1111-7 alinéa-1 dispose que : « *Toute personne a accès à l'ensemble des informations concernant sa santé détenues,* ***à quelque titre que ce soit****, par des professionnels et établissements de santé, qui sont formalisées ou ont fait l'objet d'échanges écrits entre professionnels de santé […]* ». Cependant, une exception est

[132] Conseil d'Etat, 26 septembre 2005, Conseil National de l'Ordre des Médecine., requête, n°270234.

mise en place par les législateurs pour poser des limites à ce principe de droit d'accès d'un patient qui fait ou a fait l'objet de soins psychiatrique sans son accord en lui imposant des conditions plus strictes. Le Code de la santé publique le précise dans ce même article alinéa 4 : « ***A titre exceptionnel****, la consultation des informations recueillies, dans le cadre d'une admission en soins psychiatriques décidée en application des chapitres II à IV du titre Ier du livre II de la troisième partie du présent Code ou [...], peut être subordonnée à la présence d'un médecin désigné par le demandeur* **en cas de risques d'une gravité particulière**. *En cas de refus du demandeur, la commission départementale des soins psychiatriques est saisie. Son avis s'impose au détenteur des informations comme au demandeur* ».

• Des mesures particulières au patient hospitalisé sans son accord.

Lorsque le médecin responsable du dossier signale un risque potentiel que le patient ne soit pas en mesure de faire une lecture correcte et de prendre soin de son dossier, il peut lui demander d'être assisté par un médecin de son choix lors de la consultation. Dans le cas contraire, la Commission Départementale des Soins Psychiatriques (CDSP) est automatiquement saisie par l'établissement de santé ou par le patient pour donner un avis à l'accès au dossier du malade. Il est de la compétence de la Commission de trancher, et si son avis affirme la présence du médecin, le malade ne peut jamais accéder tout seul à son dossier. Il doit donc faire appel à un médecin. Dans ce cas, aucun délai n'est imposé à l'établissement pour fournir le dossier médical du patient.

• La réponse de la jurisprudence :

Dans un arrêt[133] de la Cour d'Appel, le juge a confirmé le refus de l'accès direct au dossier lorsque le patient présente les conditions dérogatoires établies par la loi.

B) Les habilités de justice.

Pour les ayants droit précités, la loi accorde à d'autres personnes le droit d'accès au dossier du patient. Cette exception est bien définie dans l'article 219 du Code civil. Cela donne un accès d'habilitation aux conjoints par le juge lorsque son partenaire n'est pas en mesure de contrôler son état de santé ni de manifester un accord de volonté dans la continuité des soins. L'habilitation exige de présenter d'une manière générale son conjoint dans toutes ces activités médicales. Selon ce principe, la demande faite par un conjoint pour accéder au dossier médical est recevable même en cas de décès du patient.

Est-il possible qu'un médecin traditionnel qui a traité un patient décédé puisse avoir un accès au dossier médical du patient ? La loi ne répond pas à cette question ni pour les patients vivants ni pour les patients décédés. Par contre, la médecine moderne peut parfois avoir recours au médecin traditionnel pour obtenir des informations au sujet d'un patient décédé.

D'autres mesures sont possibles, le juge peut donner des ordres d'accès à des médecins experts pour des raisons de transparence médicale.

1) Les experts de justice.

La loi, pour des raisons de protection du patient, permet

---

[133] Cour Administrative d'Appel de Douai, du jeudi 27 mai 2004, n°03DA01007.

au juge de donner accès à un professionnel de santé pour éclairer un dossier faisant l'objet d'un procès ou d'une saisie. Le médecin habilité par la loi à accéder au dossier a des normes à suivre et des obligations à respecter. Des dérogations légales au secret médical imposent au médecin traitant, par l'autorisation du juge, de communiquer certaines informations et renseignements couverts par le secret médical à d'autres personnes. Ces dérogations légales se limitent au niveau des missions attribuées et de l'objet recherché. Le plus important à savoir est que, le médecin détenteur du dossier doit en principe communiquer au médecin désigné par la loi des informations répondant à l'exercice de l'expert de justice, puisqu'il ne s'agit pas d'un accès au dossier mais plutôt à des renseignements médicaux et à une vérification des pièces médicales jugées importantes.

Une interrogation présentant un intérêt administratif surgit : le directeur d'un établissement de santé ou le médecin traitant peut-il adresser par courrier à un médecin expert mandaté par le juge les originaux du dossier médical du patient ? La réponse peut être oui mais le médecin expert doit constituer sa requête devant le médecin traitant qui est chargé du dossier ou au médecin mandaté, (R.1111-1 alinéa 2). La demande faite devant le directeur de l'établissement de santé est sans effet puisque ce dernier n'a pas accès au dossier du patient.

Un autre principe est à retenir : les originaux des dossiers médicaux ne doivent jamais faire l'objet de communication que s'il se présente une nécessité d'expertise prévu par le juge sous commission rogatoire.

a) Le Médecin Expert auprès des tribunaux.

Le Médecin Expert est un praticien désigné par la

justice. Il est aussi un auxiliaire de justice choisi en fonction de sa capacité et de ses titres ainsi que de ses expériences. Il a un rôle très important en tant qu'expert de justice qui est d'écouter les parties distinctement et contradictoirement et de rester neutre dans ses conclusions d'expertise médicale. Son travail est un acte qui éclaire techniquement le juge par son travail professionnel afin de déterminer l'état physique du patient mental et de faciliter l'appréciation du juge pour faire l'évaluation des conséquences qui ont des effets pénaux et civils sans aucune influence. Le Médecin Expert est chargé en général de donner des avis plus techniques à la requête soit d'un juge administratif, soit d'un assureur, soit d'une victime pénale ou civile dans l'intérêt de la personne victime. Certes, dans le côté civil, la communication du dossier médical à l'expert demande le consentement du patient même si cela va contre son intérêt. Les missions d'un Expert ont été bien démontrées dans l'ouvrage intitulé « L'expertise médicale » ; un extrait tiré de cette œuvre montre que : *« Tout médecin peut être appelé occasionnellement ou habituellement à remplir une mission d'expertise. Il en est ainsi pour l'expertise officieuse, l'expertise amiable et l'expertise judiciaire en matière civile, pénale ou administrative. Le recours au médecin expert a pour but d'obtenir un avis donné par un homme de l'art dans un domaine où il est particulièrement spécialiste. L'avis sollicité sera une réponse à la mission qui lui est donnée par la personne qui souhaite obtenir ledit avis »*[134].

En revanche, en matière pénale, le dossier du patient est

---

[134] Jacques HUREAU, Dominique POITOUT., *L'expertise médicale* en responsabilité médicale et réparation d'un préjudice corporel, in : J. HUREAU. (dir.), Elsevier Masson, 3ème édition en février 2010, Page.73.

automatiquement saisi et donné à l'expert sans avoir recourt au consentement du patient. Le Médecin-Expert doit agir strictement dans le cadre de ses missions et se taire sur tout de ce qu'il a pu connaître du dossier lors de son travail d'expert. Référence à l'article 108[135] du Code de déontologie médicale.

A ce niveau, il semble très important de soulever cette problématique. Quelle est la qualification du dossier reconstitué par l'expert ? Est-il un dossier médical du patient ou un dossier d'information judiciaire ? Dans la pratique, le dossier est archivé à la justice comme des informations de justice mais rien n'est clair ni précis dans la loi.

b) La saisie du dossier du patient dans la procédure pénale.

La loi exige un respect du secret professionnel qui protège les dossiers médicaux portant des informations à caractère personnel du patient. Toutefois, en cas d'enquête pénale, le juge demande la manifestions de la vérité de la part de chaque parti. Une exception au principe est donc appliquée au dossier médical du patient. Il peut arriver qu'au cours d'une enquête pénale ou d'une instruction que le dossier du patient soit saisi directement dans le cabinet d'un praticien libéral ou d'une perquisition. Dans cette procédure le juge intervient dans le cadre de l'ordre public, par conséquent le consentement du patient à la communication n'est pas obligatoire ou souhaité. C'est au cabinet du médecin traitant que la perquisition aura lieu.

---

[135] Article 108 du Code de déontologie médicale dit que : « *Dans la rédaction de son rapport, le médecin expert ne doit révéler que les éléments de nature à apporter la réponse aux questions posées. Hors de ces limites, il doit taire tout ce qu'il a pu connaître à l'occasion de cette expertise. Il doit attester qu'il a accompli personnellement sa mission* ».

L'article 56-3 du Code de procédure pénale dit que : « *Les perquisitions dans le cabinet d'un médecin, d'un notaire ou d'un huissier sont effectuées par un magistrat et en présence de la personne responsable de l'ordre ou de l'organisation professionnelle à laquelle appartient l'intéressé ou de son représentant* ».

Le dispositif impose la présence d'un représentant de l'Ordre des Médecins pour vérifier que la procédure de perquisition et la saisine ont bien respecté le secret professionnel du dossier : article 56 du Code de la procédure pénale. Le dossier est alors placé sous ***scellés***, inséré dans une enveloppe cachetée pour que seul l'expert de justice puisse prendre connaissance des données souhaitées par le juge.

2) La personne de confiance.

Par le dispositif de la loi du 4 mars 2002, le patient détient une prérogative de désigner une personne de confiance pour l'assister et l'accompagner dans son parcours médical tout au long de son séjour à l'hôpital. Il lui suffit de la désigner par un écrit donné au médecin mais il peut le révoquer à tout moment. La personne de confiance peut être un proche, un médecin ou quelqu'un de la famille.

a) Quel est le rôle de la personne de confiance.

Il a un rôle d'accompagnateur du patient et il assiste aux consultations médicales. Il est en quelque sorte le conseiller du patient dans la prise des décisions. Ses interventions doivent se constituer au profit et au nom du patient et non pas à son compte. En raison d'un choc ou par défaut de conscience du patient, la personne de confiance peut poser des questions à la place du patient et le médecin doit lui livrer les informations que le patient souhaiterait avoir. En cas d'état critique du patient il n'est pas possible d'intervenir dans une situation sauf si la personne de confiance est consultée. Code de la santé publique aux dispositions de l'article L.1111-4 alinéa 4 dispose : « *Lorsque la personne est hors d'état d'exprimer sa volonté, aucune intervention ou investigation ne peut être réalisée, sauf urgence ou impossibilité, sans que la personne de confiance prévue à l'article L.1111-6, ou la famille, ou à défaut, un de ses proches ait été consulté* ».

b) La personne de confiance face au secret médical.

Seul le secret médical constitue un obstacle pour la personne de confiance à accéder au dossier du patient puisque ce principe du secret professionnel n'est pas levé pour la personne de confiance. Néanmoins, elle peut recevoir des informations nécessaires en cas de diagnostic grave pour des raisons d'accompagnement sauf si le patient s'est opposé à toute communication. Plus de précision dans l'article L.1110-4 du Code de la santé publique.

En cas d'une question de fin de vie, la personne de confiance a le droit de demander la mise en œuvre de la procédure collégiale évoquée dans le cadre de la loi sur la fin de vie, article 37 du Code de déontologie médicale. La personne de confiance doit être consultée à défaut des directives anticipées[136] et son avis doit être pris en compte à la limite du raisonnable.

---

[136] Décret n°2006-119 du 6 février 2006 relatif aux directives anticipées prévues par la loi n° 2005-370 du 22 avril 2005 relative aux droits des malades et à la fin de vie et modifiant le Code de la santé publique (dispositions réglementaires), Journal Officiel de la République Française, n°32 du 7 février 2006, page.1973.

Section 2 : LA RECEVABILITE DES MOTIFS D'ACCES AU DOSSIER MEDICAL DU PATIENT.

Pour chaque patient faisant la demande de consultation de son dossier médical, le médecin a l'obligation de prendre acte et de respecter son droit d'accès à tous les éléments contribuant à l'évolution de sa santé. Le droit à l'accès des informations renfermées dans le dossier médical du patient s'est régulièrement développé suite à des législations successives devenues obsolètes depuis l'émergence de la loi du 4 mars 2002.

Chaque ayant droit d'un patient décédé peut demander l'accès au dossier médical s'il n'y a pas eu d'opposition manifestée par le patient. La demande peut être individuelle ou collective mais tout cela demande aussi de préciser les motifs de la demande à l'accès au dossier et d'une justification des identités des demandeurs. Pour valider les motifs de sa demande, le demandeur peut tout simplement envisager de connaître les causes du décès du défunt, que généralement les ayants droit soulèvent, de même les auxiliaires de justice devant justifier le ou les motifs d'accès au dossier du patient.

§1) Le contrôle et la recevabilité des motifs.

Puisque la demande ne peut être qu'une lettre écrite en recommandé avec accusé de réception, elle doit être un peu plus explicite, datée et signée, avec des motifs sérieux et accompagnée des copies des pièces d'identité de chaque demandeur officiel ainsi que sa qualité de demandeur.

A) L'autorisation automatique.

Le médecin exerçant en activité libérale et le directeur de l'établissement de santé doivent, une fois reçu la demande d'accès par toutes les personnes excepté le patient, exercer un contrôle d'identité du demandeur et le pourquoi de la demande. Le responsable du dossier avant de passer à la communication doit donc ouvrir une enquête au motif avancé par le demandeur.

1) Le patient lui-même.

La loi n°2002-303 du 4 mars 2002 affirme le droit d'accès direct du patient aux informations de santé le concernant sans condition ni motivation. Le patient sollicitant l'accès son dossier doit écrire une lettre recommandée avec accusé de réception, adressée au médecin privé ou au directeur de l'établissement de soins pour lui demander son dossier. Sa recevabilité n'exige que la fourniture d'une photocopie d'une pièce d'identité, une copie du passeport ou de la carte d'identité.

2) Le représentant légal d'un patient mineur.

Dans ce cas, le représentant légal d'un patient mineur doit en principe défendre ses intérêts comme il a été bien dit au niveau de la demande d'accès. Il est placé sur le même angle que le patient. En l'absence d'opposition d'accès, il n'est pas tenu de motiver sa demande puisque sa qualité de représentant est susceptible de défendre les intérêts du patient. Il est convié à fournir des pièces justificatives de son identité : sa carte d'identité, la photocopie du livret de famille et une attestation sur l'honneur du maintien de l'autorité parentale.

3) Un cas particulier pour les patients hospitalisés en psychiatrie.

L'accès à son dossier d'une personne hospitalisée dans

un établissement psychiatrique n'exige pas de justifier sa demande mais peut être refusé pour des questions de sécurité insuffisante. Le Code de la santé publique en son article L.1111-7 modifié par *la loi du 5 juillet 2011*[137] *relative aux droits et à la protection des personnes faisant l'objet de soins psychiatriques,* précise d'une manière exceptionnelle, que le patient doit être assisté par un médecin de son choix lorsque son hospitalisation a été décidée d'office ou à la demande d'un tiers. Lorsque le patient veut passer à côté de ce principe, l'établissement de santé ou le médecin doit rapidement saisir la Commission Départementale des Soins Psychiatriques et leur avis reste toujours sans recours.

Le médecin choisi doit présenter une pièce de son identité et de celle du patient avec un justificatif de son autorisation en tant que médecin choisi par le patient. Il est obligatoire de formuler par une lettre recommandée avec accusé de réception, la demande de communication des informations formant le dossier du patient. Par contre, le motif de la demande d'accès n'est pas obligatoire de la part du médecin puisque les patients sont soumis aux mêmes règles d'accès.

B) La famille du défunt.

Le patient peut aussi donner un accès à son dossier à ses ayants droit et à ses proches comme il peut s'y opposer. Pour un patient décédé ce droit connait des limites dans le but de protéger le patient décédé. Les ayants droit doivent

---

[137] La loi n°2011-803 du 5 juillet 2011 relative aux droits et à la protection des personnes faisant l'objet des soins psychiatriques et aux modalités de leur prise en charge, Journal Officiel de la République Française, n°0155 du 6 juillet 2011, page.11705.

justifier un motif valable avec un intérêt très considérable. L'article L.1110-4 du Code de la santé publique dispose que : « *Le secret médical ne fait pas obstacle à ce que les informations concernant une personne décédée soient délivrées à ses ayants droit, dans la mesure où elles leur sont nécessaires pour leur permettre de connaître les causes de la mort, de défendre la mémoire du défunt ou de faire valoir leurs droits, sauf volonté contraire exprimée par la personne avant son décès* ».

Les demandeurs en qualité d'ayants droit ou des proches du patient, doivent pour faire valoir leurs droits et constituer un dossier de demande :

– Une lettre recommandée avec accusé de réception adressée au directeur de l'établissement de santé ou au médecin traitant exerçant en privé,

– Une photocopie d'identité valable du demandeur pour justifier la régularité de ses droits,

– Une photocopie de la déclaration de succession (certificat d'héritier),

– Ou présenter une photocopie d'un acte de donation,

– Ou une photocopie d'un contrat d'assurance-vie qui le désigne comme bénéficiaire, ainsi que la copie du livret de famille.

En cas de refus prononcé par le médecin, celui-ci doit fournir obligatoirement une motivation écrite adressée au demandeur pour justifier son rejet. Quel que soit le refus ou la non recevabilité du dossier cela n'empêche pas le médecin de délivrer un certificat médical puisque celui-ci ne portera pas des informations protégées sur le décès du patient ou par le secret médical.

1) Les ayants droit.

Après la vérification de l'identité du demandeur, le détenteur du dossier médical, doit procéder à une phase de vérification de motif valable selon l'article 7 du décret n°2002-637 du 29 avril 2002[138] (Conseil d'Etat, 23 octobre 2008, requête, n°20084024.) qui précise que : « *L'ayant droit d'une personne décédée qui souhaite accéder aux informations médicales concernant cette personne, dans les conditions prévues au septième alinéa de l'article L. 1110-4 du Code de la santé publique, doit préciser, lors de sa demande, le motif pour lequel elle a besoin d'avoir connaissance de ces informations* ». Avant de laisser au demandeur d'accéder aux informations du défunt, la loi impose au professionnel d'examiner quatre conditions ou éléments du dossier :

a) Les causes du décès du patient.

Pour vérifier la neutralité des ayants droit la loi demande une justification qui reconnait l'innocence des ayants droit. Lorsqu'ils n'ont pas justifié un motif clair, le médecin procédera à cette obligation de vérification. Lorsque le patient se trouve dans un état critique, hors d'état d'exprimer sa volonté tel que (coma, état végétatif, trouble lié au traitement… etc.), aucune autorisation n'est possible aux tiers. Il faut que les ayants droit soient en dehors de tout soupçon par rapport au décès du défunt.

---

[138] L'article 7 du décret n°2002-637 du 29 avril 2002, relatif à l'accès aux informations personnelles détenues par les professionnels et les établissements de santé, en application des articles L. 1111-7 et L. 1112-1 du Code de la santé publique, Journal Officiel de la République Française, n°101 du 30 avril 2002, page 7790.

b) La vérification de la qualité d'ayants droit :

La qualité d'ayants droit reste jusqu'à présent vague dans la définition juridique. Donc, la solution proposée suite aux débats de cette notion, l'obtention de la qualité d'ayants droit varie selon la procédure engagée. Mais en matière de droit hospitalier, la problématique est résolue par l'arrêté du 3 janvier 2007[139] (Conseil d'Etat, 23 octobre 2008, requête, n°20084024), qui pose une définition comme étant : les ayants droit sont des successeurs légaux du défunt ou des héritiers du défunt.

Dans la vérification de la qualité du demandeur ayant droit, l'établissement de santé est tenu de s'assurer que le demandeur peut juridiquement recevoir le dossier du patient sans violation du secret professionnel médical. Les preuves de la qualité sont déjà citées dans la partie B) La famille du défunt se référant aux éléments à fournir.

La Haute Autorité de Santé affirme aussi dans l'Arrêté du 5 mars 2004[140] qu'aucune personne demandeur d'accès au dossier ne peut avoir autorisation d'accès sans fournir une pièce d'identité pour avoir une certitude de son identité et de sa qualité.

---

[139] Arrêté du 3 janvier 2007 modifiant l'arrêté du 5 mars 2004 portant homologation des recommandations de bonnes pratiques relatives à l'accès aux informations concernant la santé d'une personne et notamment l'accompagnement de cet accès, Journal Officiel de la République Française, n°13 du 16 janvier 2007, page.982.

[140] Arrêté du 5 mars 2004 portant homologation des recommandations de bonnes pratiques relatives à l'accès aux informations concernant la santé d'une personne, et notamment l'accompagnement de cet accès. Haute Autorité de Santé, Journal Officiel de la République Française, n°65 du 17 mars 2004, page.5206.

c) L'absence une opposition claire du défunt.

Le patient avant son décès peut donner des consignes d'une opposition d'accès à toute personne dans son dossier médical comme il peut interdire aussi bien aux ayants droit. Il est donc du devoir du destinataire de la demande de vérifier et donner des motifs refus en cas d'opposition. Le médecin doit fournir la preuve du refus formulé par le malade puisque les ayants droits ont le bénéfice du doute. La recommandation de juin 2003 de la Haute Autorité de Santé demande au médecin d'établir dans le dossier médical une fiche spécifique pour placer les informations et les choix du patient manifestés en opposition.

En effet, il est en charge du médecin de rédiger un Certificat médical[141] pour les ayants droit pour leur servir de preuve lorsque le patient s'est opposé à l'accès à son dossier. Une condition est plus stricte dans cette rédaction, le certificat médical ne doit pas porter des informations couvertes par le secret professionnel.

d) La motivation de la demande.

L'accès n'est pas un droit entièrement transmissible aux héritiers. Il est conditionné par des motivations valables. Ils peuvent demander l'accès pour connaître les causes du décès du patient, pour demander ou faire valoir leurs droits ou défendre la mémoire du défunt. Pour ce qui concerne les

---

[141] Le Certificat médical est un acte rédigé par le médecin pour donner aux ayants droit lorsque le patient avant son décès à refuser l'accès à son dossier à ses ayants droit. Cette pièce fournie par le médecin ne doit pas en aucun cas porter ni des éléments de la vie privée du défunt, ni les causes du décès du patient ou le secret médical du défunt. Cet acte est établi pour servir aux ayants droit ce que de droit.

causes du décès, elles ne constituent pas vraiment des problèmes particuliers contrairement aux autres motivations. Sur la base de la protection de santé, la demande des ayants droit atteints d'une maladie ou d'une affection de nature héréditaire est fortement recevable. Il est aussi possible que les héritiers justifient de l'état de santé de la personne décédée et des causes du décès pour se voir accorder la garantie d'une assurance. Les héritiers peuvent aussi tenter de prouver que le défunt n'avait pas un esprit sain dans certains actes de donation ou la rédaction d'un testament. Au final, les demandeurs héritiers doivent, pour défendre la mémoire du défunt, préciser le motif de l'interpellation publique afin d'avoir des réponses justes. Le Haute Autorité de Santé estime dans son rapport de juin 2003 cité précédemment que les éléments qui étayent la réponse au problème posé doivent être communiqués. Une opération de tri des informations doit être faite par le médecin lors de la communication des pièces sollicitées.

La jurisprudence :

Une jeune femme psychologue de profession, souhaite après quatorze ans (14 ans) du décès de sa mère, consulter le dossier médical. Le motif était de pouvoir faire un deuil nécessaire vis-à-vis de sa profession et des patients qu'elle soigne quand ils ont perdu eux-mêmes des proches.

La position de la jurisprudence montre que les arguments avancés par la demanderesse même s'ils posent des éventuels doutes autour de la cause du décès de sa mère, ne résultaient d'aucun préjudice moral pour la demanderesse. De plus, ces argumentations ne remplissaient pas en cohérence les critères imposés par la loi, eu égard aux dispositions de l'article L.1110-4 du Code de la santé publique. Donc, en aucun cas, la jeune femme ayant droit ne pouvait pas accéder au dossier de sa mère pour cette raison. *L'Arrêt de la Cour d'Appel de Bordeaux 14 novembre 2008*[142].

2) Le tuteur en charge du patient.

Le patient placé sous tutelle n'est pas autorisé à procéder à la demande d'accès à son dossier médical. Seul le tuteur a le droit d'accès au dossier du patient en sa charge avant et après sa mort. Il n'est pas soumis à l'obligation de justifier le pourquoi de sa demande. L'Avis de la Commission d'Accès aux Dossiers Administratifs du 2002 a précisé que le majeur incapable aux yeux de la loi du 4 mars 2002 n'a pas fait l'objet de limiter le droit de son tuteur pour la demande d'accès au dossier médical du patient. Donc, le médecin destinataire de la demande n'est pas obligé de demander de motif valable pour le tuteur.

L'administration n'a pas à réclamer l'accord[143] c'est-à-dire le consentement du majeur incapable. Ce dernier doit donc fournir dans la lettre de demande avec accusé de réception :

- La photocopie d'une pièce d'identité du demandeur et,
- La photocopie de la décision de mise sous tutelle.

a) Le mandataire du patient.

Le médecin doit vérifier l'identité du mandataire et les droits attribués. En dehors de conflit et de défense d'intérêt

---

[142] Cour Administratif d'Appel de Bordeaux, 14 novembre 2008, Mme P, n°07BX01758, Actualité juridique de droit administratif (AJDA) 2009, p. 278

[143] Avis du Commission d'Accès aux Dossiers Administratifs, n° 200224V 86, du 27 juin 2002, Directeur du Centre Hospitalier d'Aubenas.

entre le mandant et le mandataire, le médecin destinataire de la demande doit s'assurer que les informations qui seront fournies sont évoquées dans le mandat. Un élément important, la lettre de demande en recommandée avec accusé de réception doit porter dans son objet, la raison de sa demande et les parties dont il souhaite être informé, qui sont mentionnées dans son mandat. Il doit donc soumettre au médecin :

- Une pièce d'identité correspondant aux coordonnées du mandant,
- Fournir la copie du mandat daté et signé par lui et le patient,
- Copie d'une pièce d'identité du mandataire.

§2) La recevabilité des cas particuliers

La loi permet aux patients de faire un choix des traitements qu'ils veulent, aux mains du médecin de leur choix. Il peut arriver que le médecin qui a prescrit l'hospitalisation n'est pas certainement le médecin traitant ni chargé du suivi des soins du patient. Aux termes du respect de son choix, le patient peut procéder à une phase de désignation du médecin de son choix qui assurera son suivi ou qui pourra recevoir des informations le concernant. Le Code de la santé publique précise en son article R.1112-6 que : « *En cours d'hospitalisation, le chef de service communique au médecin désigné par le malade dans les conditions ci-dessus et qui en fait la demande écrite toutes les informations relatives à l'état du malade* ».

A) L'équipe médicale traitante et les autorités de santé.

Dans un principe général du Droit de la santé, l'accès

au dossier médical du patient est une confidentialité prévue dans l'article 19 de *la loi sur les services de santé et des services sociaux.* « *Le dossier d'un usager est confidentiel et nul ne peut y avoir accès, si ce n'est avec le consentement de l'usager ou de la personne pouvant donner un consentement en son nom. Un renseignement contenu au dossier d'un usager peut toutefois être communiqué sans son consentement* »[144], sauf dans d'autres circonstances prévues par la loi.

1) L'équipe médicale en charge du patient.

Le médecin en charge du patient peut être le médecin qui a prescrit l'hospitalisation du patient. Dans ce cas, il peut consulter les informations détenues dans son établissement de santé à tout moment lorsque sa demande va concourir à l'intérêt du patient et à l'évolution de son état de santé. Dans le cas contraire, il est soumis à des motivations et à l'autorisation du patient selon les normes prévues par l'article R.1112-4 du Code de la santé publique que : « *Dans le cas où le praticien qui a prescrit l'hospitalisation demande communication du dossier, cette communication ne peut intervenir qu'après accord du patient, de la personne ayant l'autorité parentale ou du tuteur, ou de ses ayants droits en cas de décès* ». Le secret professionnel médical et l'obligation de confidentialité de l'établissement de santé assurent une large protection à la vie et aux intérêts de l'usager.

Le professionnel qui a établi l'hospitalisation doit, par la suite d'un autre choix du patient à un autre médecin qui

[144] L'article 19 de *la loi sur les services de santé et des services sociaux.* © Éditeur officiel du Québec, Ce document a valeur officielle au moment de consultation, mis à jour au 1er mars 2015.

suivra les soins de patient, fournir le dossier du patient au médecin du choix. Mais l'accord du patient est toujours sollicité. Le médecin recevant le dossier n'est pas soumis à des conditions et des motivations. La désignation peut être faite à l'oral ou par écrit et signé par le patient.

• Le médecin désigné comme intermédiaire par le patient.

Le praticien détenteur du dossier doit toujours procéder à une phase de vérification de la crédibilité du médecin choisi. Il le contactera pour remplir une décharge et lui demander de fournir une pièce d'identité et la qualité de médecin praticien désigné. Cette désignation doit reposer sur la base de l'article L.1111-7 alinéa 2[145] du Code de la santé publique. Dans tous les cas qui se présentent, la loi n'envisage aucun accès direct pour le professionnel d'une organisation de soins différents de ceux de l'hospitalisation sans l'accord préalable du patient lui-même. C'est au patient, sans l'obstacle de motif valable, d'autoriser le médecin détenteur de son dossier à communiquer les informations de sa santé et de sa vie privée au médecin désigné.

2) Les autorités en charge de la politique de santé.

Au voisinage du principe du droit limitant l'accès au dossier du patient, la loi prévoit certaines exceptions à cette règle. Elle permet au médecin de prendre en considération la demande de l'autorité en charge de la politique de santé

---

[145] Article L.1111-7 du Code de la santé publique précise que : « *Elle peut accéder à ces informations directement ou par l'intermédiaire d'un médecin qu'elle désigne et en obtenir communication, dans des conditions définies par voie réglementaire [...]* ».

selon le degré du danger qui se présente. Donc, le droit du patient à la confidentialité et à l'obligation de l'établissement dans le secret professionnel n'est pas absolue à cet égard. Ainsi, toutes ces exceptions dérogeant à la règle doivent être interprétées d'une manière plus stricte.

La loi prévoit des accès au dossier médical du patient sans le consentement préalable du concerné dans les cas suivant :

– A la demande du Ministre chargé de déterminer la politique de santé publique, les priorités, les objectifs et les orientations dans le domaine sanitaire et des services sociaux ;

– A la demande d'une personne soumise à l'autorisation du Ministre en charge de la santé de faire des inspections ;

– A toutes les informations demandées qui seraient en rapport avec l'évolution de la loi de la santé publique ;

– A la demande d'un agent désigné par la puissance publique pour mener une enquête de qualité du service de santé ou des services sociaux ou de fonctionnement de l'administration et de l'organisation d'un établissement de soins et d'urgence ;

– Pour prévenir un danger imminent de mort des usagers ou de la population ainsi que prévenir un acte de violence ;

– Ou lorsque l'établissement veut vérifier l'acceptabilité des usagers aux régimes d'assurance maladie ou au transfert des patients vers un autre établissement de soins ;

– Lorsqu'une autorisation d'accès émane du directeur général de l'établissement ou de service professionnel pour prendre connaissance d'un dossier de patient pour le bien de la recherche ou de l'enseignement ;

– Lorsqu'un établissement confie un mandat ou un contrat de service à une personne ou un organisme ;

– Lorsqu'un établissement procède à une phase de transfert des dossiers à un autre établissement, etc.

– A la demande d'un comité de révision institué en vertu de la loi sur l'assurance maladie ;

– A la demande des médecins membres de l'Inspection générale des Affaires Sociales, des médecins inspecteurs de la Santé Publique et des médecins conseil des organismes d'assurance maladie disposition de l'article L.1112-1 alinéa 4 du Code de la santé publique. Mais leur accès n'est pas possible que si les informations sont indispensables dans l'exercice de leur mission ; etc.

B) Les motifs des experts et d'autres autorisations de justice.

Le juge doit mentionner dans l'ordre de mission, les autorisations ou les opérations de justice, les informations sollicitées à la communication et les motifs de l'accès ainsi que les coordonnées du Médecin-Expert désigné.

1) Les experts de justice.

Le médecin détenteur des informations de santé du patient est dans l'obligation de vérifier l'authenticité de l'expert et ses motifs dans l'ordre de mission puisque les informations qui doivent faire l'objet de communication sont plus spécifiques pour répondre aux besoins de l'expert missionné par le juge de part et d'autre, même si l'expert exerce pour l'intérêt du patient et son indemnisation mais le consentement du patient est toujours sollicité. Dans la lettre de demande de communication, le Médecin-Expert doit fournir dans sa requête :

– Une photocopie d'une pièce d'identité répondant à l'identité exacte du Médecin-Expert mentionné dans l'ordre de mission ;

– Présenter l'ordre de mission daté et signé par le juge ;

– Présenter l'identité du patient copropriétaire du dossier demandé.

Dans son travail d'expert, un document doit préciser d'une manière plus claire ses attributions et le motif. Il peut y avoir plusieurs raisons telles que :

– La demande du juge qu'un éclaircissement soit fait sur une question qui lui est plus sensible pour faciliter la pénalisation ou dépénalisation du professionnel ;

– La recherche des indices du degré de préjudice subi par le patient ;

– Le souci de faciliter la fixation des montants de l'indemnisation ;

– La saisie d'un dossier dans une instruction par le juge ;

– La demande d'un commissaire local ou régional suite aux plaintes relatives à la fiabilité du service lors de l'examen d'une plainte ou d'une intervention ;

– La demande faite par un conseil des médecins généralistes ou spécialistes ou d'un expert externe à l'établissement de santé auquel ce conseil a recours lors de l'évaluation du contrôle de la qualité des actes et de la compétence des médecins ;

– La demande d'une personne qu'une agence désigne, pour conduire une inspection ou une enquête ;

2) La personne de confiance.

D'une manière générale, la personne de confiance n'est pas autorisée automatiquement à procéder à la demande d'accès au dossier du patient en raison de la confidentialité et du secret professionnel régissant l'ordre et la pratique de la médecine. En revanche, en cas de présence des circonstances majeures portant intérêt notoire au patient et à l'évolution de son état de santé, la personne de confiance peut solliciter une demande d'accès au dossier médical du patient. Par conséquent, le médecin doit procéder au contrôle et à la vérification du motif présenté ainsi qu'à la qualité de son authenticité en sa qualité de personne de confiance. Il doit donc expliquer dans une lettre recommandée avec accusé de réception le motif de la demande et présenter les pièces suivantes : une photocopie de sa pièce d'identité, une photocopie de la pièce d'identité du patient, présenter une copie de la pièce l'accréditant en qualité de personne de confiance.

Chapitre II
La communication du dossier médical du patient dans toutes ses modalités

Le chapitre premier de la loi du 4 mars 2002 se focalise sur « *Information des usagers du système de santé et expression de leur volonté* » et le droit de l'usager à l'information et précise aussi les différentes situations dans lesquelles il s'exerce. C'est une réponse confirmant le besoin fort des patients pour le souhait d'être informé de leur état de santé. Ce problème a été pris en compte par le Code de déontologie médicale en 1995[146] en son article 35 ainsi que dans les multiples jurisprudences de la Cour de cassation de ces derniers temps. Le principe posé est qu'en l'absence d'une situation d'urgence ou dans l'impossibilité ou le refus du patient lui-même d'être informé, le praticien est dans l'obligation de fournir au malade toutes les informations loyales le concernant d'une manière très claire et précise, de

[146] Décret n°95-1000 du 6 septembre 1995 portant Code de déontologie médicale, Journal Officiel de la République Française, n°209 du 8 septembre 1995, page.13305.

lui expliquer les risques d'investigations et de soins qu'il propose pour recueillir ensuite son consentement ou bien un refus clairement manifesté. Il a été bien démontré que tous les patients peuvent ou ont droit d'accéder à leurs informations médicales. Cependant, une partie du dossier médical du patient n'est pas susceptible de communication. Le demandeur a le choix de consulter sur place le dossier avec remise des copies ou de demander que les documents soient envoyés à son domicile, par recommandé avec accusé de réception. Le dossier médical du patient constitué par des éléments de santé reste un outil qui relève à la fois des normes et des règles du secret professionnel ainsi qu'à la transmission des données qu'il contient. Il y a dans la réglementation des normes qui permettent ou facilitent la transmission des informations au demandeur et il revient à ce dernier de préciser la manière de transmission du dossier médical et la partie communicable. Dans la pratique médicale, la déontologie autorise des dérogations privilégiant le droit du médecin de garder certaines informations pour lui, hors de la communication du dossier au patient. Entre la demande formulée par le demandeur à la consultation du dossier médical et la recevabilité et à la vérification des motifs, un délai s'impose pour donner un avis de communication tout en sachant que le secret professionnel peut entre-temps jouer un rôle très considérable. Mais, rappelons que le dossier des soins paramédicaux faisant partie introduite du Dossier Médical du Patient, est régi par les mêmes règles. Donc, la consultation est soumise au respect des règles de présentation sur place à l'hôpital ou des règles choisies par le destinataire de la demande.

La communication du dossier médical du patient est une

question plus sensible pour plusieurs raisons. Elle est non seulement soumise au respect et à l'information du droit du malade hospitalisé ou en dehors de l'hôpital mais aussi elle est une question fondamentale en matière contentieuse au moment où la responsabilité du médecin ou celle de l'établissement de santé est recherchée. Il peut en être de même en matière assurantielle, lorsque le patient assuré est dans l'obligation de démontrer par preuves ses préjudices subis. En ce sens, la loi Kouchner[147] et le décret du 29 avril 2002[148] ont bien confirmé, dans un cadre juridique beaucoup plus précis, la procédure de communication. Les informations communicables du dossier médical du patient sont développées largement en Section 1 et le déroulement de la communication du dossier médical du patient en Section 2.

Section 1 : LES INFORMATIONS COMMUNICABLES DU DOSSIER MEDICAL DU PATIENT.

Pour mieux connaître les documents communicables et ceux qui ne le sont pas, il faut d'abord voir la définition du dossier médical et de son contenu puisque le dossier médical est réparti en trois catégories dont deux ne sont pas communicables. En cas d'opposition sur la nature de certaines informations ou des documents, celle-ci doit-être tranchée par le juge.

---

[147] La loi n°2002-303 du 4 mars 2002 relative aux droits des malades et à la qualité du système de santé appelée loi Kouchner, Journal Officiel de la République Française, n°54 du 5 mars 2002, page.4118.

[148] Décret n°2002-637 du 29 avril 2002 relatif à l'accès aux informations personnelles détenues par les professionnels et les établissements de santé en application des articles L. 1111-7 et L. 1112-1 du Code de la santé publique, Journal Officiel de la République Française, n°101 du 30 avril 2002, page.7790.

Depuis la loi Kouchner de 2002, chaque patient peut accéder à son dossier médical d'une manière générale tout en sachant qu'une partie de son dossier n'est pas communicable, comme indiqué dans l'ouvrage « *RESPONSABILITE MEDICALE* »[149]. Le droit réservé au patient d'accès à son dossier est dans la partie dans laquelle une contribution majeure est faite pour l'évolution de son état de santé. Si une partie de son casier médical n'a pas contribué à son examen médical même si elle figure toujours dans son dossier, la communication de cette partie n'est pas possible. Sont communicables en général, de plusieurs manières toutes les informations participant aux changements thérapeutiques du patient quelle que soit leur forme. Dans le cas d'un décès, tous les documents participant soit à l'évolution du traitement du défunt soit à l'enquête des examens, aux interventions ou traitements sont impérativement communicables. Le Code de la santé publique affirme en son article L.1111-7 que les informations formalisées dans lesquelles le professionnel a procédé à la moindre mise en forme et qui ont fait l'objet d'échange entre professionnels par écrits sont communicables au patient.

---

149 *« La loi du 4 mars 2002 consacre et unifie les pratiques autour de quelques axes forts :*

La transmission directe*, du dossier médical, au patient qui le réclame, est la règle, même si elle souffre quelques exceptions de bon sens.*

Tous les professionnels de santé *sont concernés par la loi, alors que les décrets d'application du 29 avril 2002 ne concernent que les établissements hospitaliers,*

Le dossier médical est défini, *dans son contenu : tous les éléments formalisés sont transmissibles, et seuls les documents concernant des tiers ne peuvent, en aucun cas, être transmis »*. Antoine ROGIER, (*préface du Professeur Bernard PROUST), RESPONSABILITE MEDICALE, La référence pour les Hôpitaux-Médecins-Juriste, édition ESKA 2005.*

§1) Les données du dossier médical du patient autorisées à la communication.

L'article L.1111-7 du Code de la santé publique énumère certaines informations communicables tels que : les informations qui sont formalisées ou ont fait l'objet d'échanges écrits entre professionnels de santé, notamment des résultats d'examen, comptes rendus de consultation, d'intervention, d'exploration ou d'hospitalisation, des protocoles et prescriptions thérapeutiques mis en œuvre, feuilles de surveillance, correspondances entre professionnels de santé, etc. Les informations évoluent en fonction de l'établissement d'hospitalisation public ou privé, c'est pour cela que la liste n'est pas limitative et, elle comprend toutes les données intégrées dans le dossier du malade.

A) Le contenu de la pratique médicale.

Les normes formulées par des articles du Code de la santé publique, introduits par la loi du 4 mars 2002, sont vigoureusement inspirées des règles déontologiques médicales et jurisprudentielles. Le patient est informé par deux aspects distinctifs, l'information fournie a priori à l'occasion de la procédure de soins mais aussi l'information fournie a posteriori à l'occasion des actes médicaux réalisés ou au cours du traitement. Dans ces conditions, il est indispensable pour le médecin de ne pas échapper au respect de cette distinction. L'article L.1111-2 du Code de la santé publique affirme que : « *Toute personne a le droit d'être informée sur son état de santé. Cette information porte sur les différentes investigations, traitements ou actions de prévention qui sont proposés, leur utilité, leur urgence éventuelle, leurs conséquences, les risques fréquents ou graves normalement prévisibles qu'ils comportent ainsi que sur les autres solutions possibles et sur les conséquences prévisibles en cas de refus. Lorsque, postérieurement à l'exécution des investigations, traitements ou actions de prévention, des risques nouveaux sont identifiés, la personne concernée doit en être informée, sauf en cas d'impossibilité de la retrouver. [...]* ».

1) Le procédé médical.

Dans l'exercice de la profession médicale, plusieurs repères peuvent être tracés dans les méthodes de travail du praticien. Il est tenu, en qualité de médecin traitant ou chef de l'équipe des médecins, de communiquer les informations qui concernent les actes de soins et de prévention, toutes les informations de risques fréquents ou très graves ou très probables, de communiquer les informations qui sont à la charge du praticien de santé dans le cadre de ses compétences ou d'exercice collégial selon l'article 64[150] du Code de déontologie médicale, les informations de l'article 35 de ce même Code, et si le patient avait demandé à être tenu dans l'ignorance du diagnostic ou du pronostic médical, doivent faire l'objet de communication dans son dossier médical.

L'article L.1111-7 du Code de la santé publique donne accès au patient à ses informations personnelles concernant sa santé et qui ont participé à l'évolution de sa santé.

---

[150] Article 64 du Code de déontologie médicale affirme que : « *Lorsque plusieurs médecins collaborent à l'examen ou au traitement d'un malade, ils doivent se tenir mutuellement informés ; chacun des praticiens assume ses responsabilités personnelles et veille à l'information du malade. Chacun des médecins peut librement refuser de prêter son concours, ou le retirer, à condition de ne pas nuire au malade et d'en avertir ses confrères* ».

Dans les notes professionnelles médicales du patient une division des documents est possible en deux branches séparément : les notes exposant une mise en forme minimum et expliquant les arguments ayant abouti à un choix thérapeutique d'une part et d'autre part, celles n'étant que des simples notes préparatoires ou des hypothèses de travail. Seules les premières notes devaient avoir une possibilité de communication, ce qu'on entend par information a posteriori. Le principe de cet accès et ses conditions sont fixés par les articles L.1111-7 et R.1111-1 à R. 1111-8 du Code de la santé publique. D'une manière plus claire et avancée, la précision est donnée en trois catégories dans l'article R.1112-2 du Code de la santé publique et que les informations communicables se trouvent à la structure n°1 et n°2 seulement.

2) Les informations résultant de l'hospitalisation.

Les usagers de l'hôpital peuvent lors d'une hospitalisation, occasionnelle ou de longue durée, attraper une infection dont la manifestation peut commencer pendant le séjour à l'hôpital ou après l'hospitalisation. Le médecin doit donc mentionner cette infection dans le dossier médical du patient, même si elle n'était pas la raison de l'hospitalisation. Entre temps, le médecin doit expliquer qu'il s'agit d'une maladie nosocomiale[151] et lui ouvre d'autres

[151] Les infections nosocomiales sont des infections contractées à l'hôpital au cours du séjour d'hospitalisation, appelées aussi infection associée aux soins. La règle est que l'infection de cette maladie doit être non signalée avant l'admission du patient à l'hôpital et apparait 48 heures après l'hospitalisation. Si la maladie se manifeste avant le délai de 48 heures, il sera considéré que le patient était en état d'incubation à l'arrivée de l'hôpital.

traitements. Le médecin après avoir procédé à la vérification de la maladie dite nosocomiale, et qu'elle est justifiée, est dans l'obligation d'expliquer au patient ses droits et l'informer des risques de cette nouvelle maladie.

D'autres informations peuvent surgir lors du séjour du patient à l'hôpital montrant d'autres maladies dont le patient souffre sans le savoir. Le praticien les découvre pendant un exercice médical ou d'examen ainsi que pendant différentes analyses.

Si le médecin a tiré des informations du patient portant sur son antécédent médical et qu'elles sont mentionnées dans le dossier en qualité d'outil à l'exercice médical, elles doivent faire l'objet de communication.

B) Les notes professionnelles.

Dans les notes professionnelles médicales du praticien, une division en deux branches est possible : les notes exposant une mise en forme minimum et expliquant les arguments ayant abouti à un choix thérapeutique d'une part et de l'autre celles ne caractérisant que des simples notes préparatoires ou des hypothèses de travail. Seules les premières notes devaient avoir une possibilité de communication. Elles seront communiquées dans l'ensemble au demandeur. Il est à la charge du médecin de faire un tri des informations communicables selon la qualité d'accès du demandeur comme des ayants droits. Les notes professionnelles à l'exception des notes obtenues auprès d'un tiers n'intervenant pas dans la prise en charge thérapeutique ou concernant une tierce personne sont communicables lorsqu'ils font partie de l'évolution médicale du patient.

1) Les manuscrits du dossier d'un professionnel de santé.

La problématique se pose sur la notion des informations formalisées. Ni la loi, ni le décret ne précisent ce qu'ils veulent dire par « informations formalisées ». Le ministre de la santé a évoqué dans les débats parlementaires[152] que les informations formalisées sont des notes qui président à la rédaction des directives du dossier médical du patient, les notes des étudiants en médecine ou les réflexions d'un médecin participant à l'évolution de la santé du patient, à l'exception des cas psychiatriques qui ne font pas partie des informations formalisées du dossier. L'Agence Nationale d'Accréditation et d'Evaluation en Santé (ANAES), précise en 2005 dans sa recommandation et de l'arrêté de 5 mars 2004[153] que : « *C'est dans la mesure où certaines des notes des professionnels de santé ne sont pas destinées à être conservées, réutilisées ou le cas échéant échangées, parce qu'elles ne peuvent contribuer à l'élaboration et au suivi du diagnostic et du traitement ou à une action de prévention qu'elles peuvent être considérées comme « personnelles » et ne pas être communiquées : elles sont alors intransmissibles et inaccessibles à la personne concernée comme aux tiers, professionnels ou non* ».

Pour cette question de la notion d'informations non formalisées, la loi reste toujours muette mais la Commission d'Accès aux Documents Administratifs a précisé dans un

---

[152] Débats Parlementaires, propos de B. Kouchner, Débats à l'Assemblée Nationale 4 octobre 2001.

[153] Arrêté du 5 mars 2004 portant homologation des recommandations de bonnes pratiques relatives à l'accès aux informations concernant la santé d'une personne, et notamment l'accompagnement de cet accès. Haute Autorité de Santé, Journal Officiel de la République Française, n°65 du 17 mars 2004, page.5206.

Avis[154] du 27 avril 2006 que sont communicables les informations incluses sous cette forme dans le dossier et ayant contribué au suivi de la santé du patient. La non-communication des informations que la loi a rendues accessibles constitue une faute qui peut être qualifiée de rétention abusive et susceptible d'être indemnisée au titre d'un préjudice moral. Il n'est pas possible au médecin de rechercher ou décider lui-même ce qui est communicable ou non. C'est au législateur seul de définir ce qui est communicables ou non.

La position de la jurisprudence :

La Cour Administrative d'Appel de Paris, dans un

---

[154] Commission d'Accès aux Documents Administratifs, avis du 27 avril 2006, séance n°20061864, Directeur de l'hôpital Simone-Veil : « *La commission d'accès aux documents administratifs a examiné dans sa séance du 27 avril 2006 votre demande de conseil relative au caractère communicable, à Monsieur R., des pièces de son dossier psychiatrique qui ne lui ont pas été déjà communiquées (notes personnelles non formalisées et documents émanant de professionnels n'ayant pas acquis la qualification de professionnel de santé) ainsi qu'aux modalités de communication de ces documents.*

La commission vous précise que dans la mesure où des notes personnelles non formalisées sont incluses sous cette forme dans un dossier médical et qu'elles ont contribué à l'élaboration et au suivi du diagnostic, du traitement ou d'une action de prévention appliqués au patient, elles sont considérées comme une partie du dossier médical soumise aux principes de communication posés par l'article L. 1111-7 du code santé publique.

Ce texte prévoit d'exclure du droit à communication les seuls éléments d'un dossier médical portant sur « des informations mentionnant qu'elles ont été recueillies auprès de tiers n'intervenant pas dans la prise en charge thérapeutique ou concernant un tel tiers ». Si les notes figurant dans le dossier de M. R., quels qu'en soient les auteurs et leur qualification, ont un rapport avec la prise en charge thérapeutique de l'intéressé, elles lui sont communicables ».

arrêt[155] du 30 septembre 2004, concernant le Centre Hospitalier d'Orsay, a confirmé la communicabilité des notes manuscrites du médecin au patient dès lors que ces informations ont aidé à la prise en charge du patient surtout à l'élaboration, au suivi des diagnostiques et aux traitements du patient. Le fait de conserver les notes manuscrites dans le dossier médical du patient ne change rien à la qualité des informations formalisées du praticien. Il est aussi permis au juge de vérifier si les informations demandées à la communication correspondent à la typologie des informations formalisées.

2) Les informations d'un tiers.

Pendant et après l'hospitalisation du patient, le médecin peut soit par le hasard, soit par des enquêtes ou de la recherche recevoir des informations venant d'un tiers contribuant au suivi et au traitement du patient. Ces informations peuvent selon l'article R.1112-2 à l'énumération n°3 être communiquées au patient. Cet article R.1112-2 affirme que : « *3° Les informations mentionnant qu'elles ont été recueillies auprès de tiers n'intervenant pas dans la prise en charge thérapeutique ou concernant de tels tiers* ». Par une analyse de ce texte, les informations recueillies par un tiers qui sont en revanche, en dehors de cette disposition peuvent faire l'objet de communication au demandeur puisque au départ ces informations concerneraient des tierces ou recueillies auprès d'une autre personne extérieure à la prise en charge thérapeutiques. Ces informations sont communicables qu'à

[155] Cour Administrative d'Appel de Paris, 30 septembre 2004, Centre Hospitalier d'Orsay, n°03PA01769.

une seule condition, que leur connaissance ne mettra pas la personne source en danger.

Dans une revue générale de droit médical, la notion de tiers a été précieusement définie en retenant la définition de « *La Commission d'Accès aux Documents Administratifs retient, quant à elle, une acceptation large de la notion et considère, à ce titre, que : doit être considérée comme tierce au sens des dispositions de l'article L.1111-7 du Code de la santé publique, toute personne autre que le patient* »[156]. La référence a été prise sur un Avis Commission d'Accès aux Documents Administratifs, avis du 11 mai 2006, séance n°20062245.

§2) La partie non communicable du dossier médical du patient.

Les parties du document médical qui ne sont pas communicables sont en principe, celles qui ne contribuent pas à l'évolution médicale de la santé du patient. La partie caractérisant des simples notes préparatoires ou des hypothèses de travail et même les informations recueillies par le médecin à une tierce personne lors de son hospitalisation ne font pas dans son ensemble l'objet de communication. Le Code de la santé publique énonce en son article R.1112-2 à l'énumération « *3°Les informations mentionnant qu'elles ont été recueillies auprès de tiers n'intervenant pas dans la prise en charge thérapeutique ou concernant de tels tiers* ». Le médecin est interpelé de ne pas communiquer au conjoint(e) comme information formalisée les échantillons des matières organiques

[156] Revue générale de droit médical, Les études Hospitalières, n°53 décembre 2014, page.40.

prélevées sur le patient décédé qui n'ont pas fait l'objet d'analyse.

Selon la jurisprudence[157], il n'y a pas de violation des informations du dossier du patient si les choses ou les faits rapportés sont notoires. La violation du secret de la personne est sanctionnée quelle que soit l'intention de la propagation des informations et expose directement à des dommages intérêts. « *Le secret existe dans l'intérêt de la personne soignée ou des tiers ayants des droits légitimes. S'agissant de patient, il s'agit de le protéger à l'égard des tiers* »[158].

A) Les différentes notes.

Dans le casier médical du patient, une division d'informations est impérative pour pouvoir bien distinguer les informations ou la partie communicable et la partie non-communicable. Et dans cette dernière partie, elle est aussi divisée par les notes professionnelles du médecin traitant et son équipe médicale et celle données par un tiers. Une obligation de tenir des informations professionnelles est plus précise dans l'article R.4127-45 du Code de la santé publique.

Une illustration a été énormément élargie dans l'ouvrage « *COURS DE DROIT MEDICAL* » qui démontre qu'« *411-En conséquence, il n'existe point de secret entre le malade et le médecin, même si ce dernier est parfois tenu à un devoir de discrétion qui n'est que celui de la révélation*

---

[157] *Cour d'Appel d'Orléans, 14 décembre 2000, Jurisprudence-Data n° 2000-151067, état d'ébriété notoire de la personne visée.*

[158] Antoine LECA., *DROIT de l'exercice MEDICAL en clientèle privé, Les Etudes Hospitalières, Septembre 2008, page.286.*

prudente d'un état menaçant »[159].

Il a été largement expliqué dans l'ouvrage « ***Le secret médical*** » que le praticien se trouve au milieu de ses notes qui gardent des secrets de la vie privée du patient et d'ordres professionnels ou d'intérêts généraux : « *Certaines informations confidentielles sont couvertes par des modes de protection juridique distincts du secret médical. Les similitudes sont parfois telles qu'elles créent un effet de concurrence. On pourrait ainsi être tenté de croire que le secret médical se fond dans d'autres obligations de discret ou dans la notion générale de secret professionnel. Ces obligations sont de deux ordres : on trouve d'un côté l'obligation de respecter la vie privée d'autrui et d'un autre les obligations de discrétion des fonctionnaires »*[160].

1) Les notes professionnelles ou fiches des observations.

Dans ce processus du travail professionnel de la médecine, la loi impose au médecin d'avoir au-delà du dossier médical du patient, des fiches d'observations qui lui sont personnelles pour faciliter le suivi de son travail. Pour le suivi de chaque malade, le praticien est dans l'obligation d'établir un casier professionnel comportant des observations et des procédés, casier dont le style de rédaction n'est soumis à aucun formalisme ni modalité d'écriture. Il doit tout simplement avoir dans son contenu

---

[159] Gérard MEMETEAU., *COURS DE DROIT MEDICAL*, Les Etudes Hospitalières, quatrième édition mise à jour au 1er octobre 2010, page.*303*.

[160] Maïalen CONTIS., *Secret médical et évolutions du système de santé*, thèse de doctorat en droit privé, Toulouse : à l'université de sciences sociales Toulouse I, collection thèses, mise à jours le 31 août 2005, 1er édition 10 décembre 2001, page.202.

des éléments objectifs cliniques et même para-cliniques utiles aux différentes décisions et diagnostics ou thérapeutiques. Le médecin responsable du traitement du patient doit dans ce casier médical faisant partie du dossier médical signaler les éventuelles confidences du malade recueillies avant, pendant et après l'hospitalisation de son patient. Il doit marquer la nature des soins déjà dispensés et envisagés ainsi préciser dans ces notes professionnelles les prescriptions procédées, les mesures pharmaceutiques et paramédicales. Ces notes sont la propriété du médecin et elles ne sont pas communicables au patient ou à d'autre personne. En revanche, elles restent toujours transmissibles avec le consentement du malade, à l'équipe médicale traitant le patient ou le médecin qui prendra en charge le patient ou le médecin choisi par ce patient pour assurer la continuité des soins. L'article 4127-45 du Code de la santé publique affirme que : « *I – Indépendamment du dossier médical prévu par la loi, le médecin tient pour chaque patient une fiche d'observation qui lui est personnelle ; cette fiche est confidentielle et comporte les éléments actualisés, nécessaires aux décisions diagnostiques et thérapeutiques. Les notes personnelles du médecin ne sont ni transmissibles ni accessibles au patient et aux tiers. Dans tous les cas, ces documents sont conservés sous la responsabilité du médecin.*

II – A la demande du patient ou avec son consentement, le médecin transmet aux médecins qui participent à la prise en charge ou à ceux qu'il entend consulter les informations et documents utiles à la continuité des soins.

Il en va de même lorsque le patient porte son choix sur un autre médecin traitant ».

Donc, pour la question du secret professionnel, la loi dans ces principes, n'exige pas la communication des notes professionnelles au patient ni à ses ayants droit. Même si certains médecins informatisent leurs notes, le patient n'a accès qu'à la partie d'information citée dans l'article L.1111-7 du Code de la santé publique. La problématique de la notion des notes professionnelles a suscité autant des débats professionnels puisqu'il peut y avoir des notes participant dans l'évolution de l'état de santé du patient comme aussi il peut y avoir des notes qui ne font pas partie du traitement du patient. Le dossier médical porte aussi bien des notes professionnelles et fiches d'observation et elles sont régies par l'article 34 de *la loi n°78-17 du 06 janvier 1978, relative à l'informatique, aux fichiers et aux libertés, Journal Officiel de la République Française du 1978, Légifrance, version consolidée au 19 mars 2015 : « Le responsable du traitement est tenu de prendre toutes précautions utiles, au regard de la nature des données et des risques présentés par le traitement, pour préserver la sécurité des données et, notamment, empêcher qu'elles soient déformées, endommagées, ou que des tiers non autorisés y aient accès. [...] »*.

Lorsque le médecin informatise des notes personnelles, il doit déclarer et informer la Commission Nationale de l'Informatique et des Liberté (CNIL). La confidentialité qui lie le médecin et le patient impose une discrétion aux informations et fiches d'observations quelle que soit la nature de la conservation et d'éviter la facilité d'accès qui que ce soit.

2) Les notes d'une tierce personne.

Les données et informations recueillies auprès d'une personne n'intervenant pas dans la prise en charge du patient sont souvent données par un proche du malade, un membre de la famille, un collègue du travail salarié ou employeur, ou médecin du travail, comme elles peuvent aussi être révélées par une assistance de sécurité sociale, ou fournies par un enseignant de médecine (médecine scolaire) ou tout autre praticien informant une maladie génétique dépistée chez le probant. Au large de toutes les informations, une surveillance très importante doit se figer à ces informations puisque la volonté de la personne qui a fourni ces informations ne doit pas être propagée. Ce qui aura pour effet direct de les rendre intransmissibles aux dispositions de l'article R.1112-2 du Code de la santé publique.

Sont régies de la même manière, les informations communiquées par un enfant consulté lors de l'accouchement de sa mère ou les antécédents familiaux héréditaires figurant dans le dossier dont la connaissance a été recueillie par un médecin à l'insu de son patient.

B) Le secret professionnel et le refus à la communication.

Dans la médecine comme dans toutes les professions, le secret professionnel est un outil qui met la confiance entre le professionnel et l'usager, le praticien est forcé par des règles pénales et disciplinaires pour assurer la conformité et le respect du secret professionnel. Le secret médical a une protection constitutionnelle protégeant les données personnelles de santé liant le secret médical et le respect de la privée du patient. *« Le Conseil constitutionnel s'est directement exprimé sur le secret médical dans trois décisions de contrôle de constitutionnalité a priori. Il est à noter que ces décisions concernent plus directement le secret médical comme un droit des malades »*[161].

---

[161] Les Cahiers de Droit de la Santé du Sud-est, *Le secret médical,* in : Antoine LECA. (dir.), Les Etudes Hospitalières, n°15, 1 septembre 2012,

Dans le domaine de la pratique médicale, le médecin ou tout autre professionnel de la médecine est dans l'obligation de se conformer aux dispositions du secret professionnel sous peine des sanctions. L'usager a, lors d'une visite chez un médecin, droit de spécifier la partie considérée comme secret personnel et vie privée pour faciliter le médecin de classer la partie en question comme domaine privé du patient ou partie secrète. Le malade peut demander que ces informations ou son hospitalisation en général soit dans l'anonymat et que personne n'accède à ses informations médicales. Le respect à son choix demeure inviolable. « *En effet, le contenu de la vie privée n'est pas le même dans toutes les sociétés. Par exemple aux états unis, les revenus et la fortune des personnes publiques font l'objet de publications fréquentes alors qu'en France ces informations sont entourées de la plus grande valeurs* »[162].

Un petit rappel, devant la loi ou la jurisprudence[163], le

---

page.34.

[162] Maïalen CONTIS., *Secret médical et évolutions du système de santé*, thèse de doctorat en droit privé, Toulouse : à l'université de sciences sociales Toulouse I, collection thèses, mise à jours le 31 août 2005, 1er édition 10 décembre 2001, page.207.

[163] **Secret médical ou secret d'état.**

Gubler était un médecin en charge de l'état de santé du Président de la République française Monsieur François Mitterrand. Le Docteur Gubler a eu une affaire tellement compliquée qui remonte aux années 1995 et 1996 qui démontre absolument la réduite de l'Etat pour la maîtrise de surveillance sur Internet. Ce médecin avait écrit un ouvrage intitulé : « ***Le grand secret*** » dans lequel il a essayé de révéler point par point l'état de santé qui préoccupe l'ancien Président de la République Monsieur François Mitterrand. Ce livre a l'objet de publication dans les éditions « ***éditions Plon*** » quelques jours suivants la mort du Président. Une réaction négative a été immédiatement soulevée par la famille du Président et obtient rapidement en référé le retrait sévèrement deux semaines suivant la publication au seul motif donné par le juge que celuisecret professionnel médical est un principe **général** et **absolu**. Donc, il est lié à deux principes généraux tels que le

---

ci va à l'encontre de la vie privée du Président et porte atteinte au secret professionnel médical.

Le Tribunal de grande instance de Paris, a le 23 octobre 1996 rendu un jugement *(Tribunal de Grande Instance de Paris, première Chambre, 23 octobre 1996, Mme X contre Gubler, Juris-Classeur périodique, édition Générale (JCP G), n° 21, 21 mais 1997, jurisprudence., 22844, observations, Emmanuel DERIEUX.)* condamnant in solidum le requérant, Monsieur le Docteur et ses éditeurs à verser à Madame Mitterrand la somme de 100.000 F français de dommages intérêts et 80.000 F français pour les autres demandeurs. Il est imposé plus durement le maintien de la publication de ce livre.

La Cour d'Appel de Paris, le 27 mai 1997 *(Cour d'Appel de Paris, A, 27-05-1997, n°97/4669P, EDITIONS PLON, S.A contre Madame X, section 1, Emmanuel DERIEUX, Légipresse, 1er juillet 1997, n° 143, pp. 100-103)*, confirma dans tous ses aspects ce jugement et la Cour de Cassation à son tour rejeta le pourvoi formulé par les éditions Plon *(Cour de Cassation, 1er chambre Civile., 14 décembre 1999, n°97-15.756, Société les Editions Plon et contre Mme Z, Bulletin Civil I, n°345, p. 224 ; Dalloz. 2000, n° 17, p. 372, note Bernard BEIGNIER.)*. L'affaire remonte au Conseil d'Etat, par un arrêt du 29 décembre 2000, affirmant la radiation du Docteur Gubler de l'Ordre des médecins. La position du tribunal montre que quelle que soient la personne, son rang, ses fonctions ou sa naissance a des droits au respect de sa vie privée.

La position de jurisprudence :

*« Toute personne, quels que soient son rang, sa naissance, ses fonctions, a droit au respect de sa vie privée. Cette protection s'étend à celle des proches lorsque ceux-ci sont fondés à invoquer le droit au respect de leur vie privée familiale (...) S'agissant d'un abus caractérisé de la liberté d'expression, a l'origine d'un trouble manifestement illicite, il entre dans les pouvoirs du juge des référés d'ordonner les mesures pouvant le faire cesser ou en limiter la portée. Il est fait défense de poursuivre la diffusion du livre "**Le grand secret**" »*. Tribunal de grande instance de Paris, Ordonnance de référé, 18 janvier 1996 ; Mme Mitterrand et a.c/ Gubler et a. ; Juris-Classeur périodique, édition Générale (JCP G), n° 8, 21 Février 1996, II, 22589, obs. Emmanuel DERIEUX.

principe d'ordre public et le **principe de l'obligation de discrétion.**

Le premier est un principe qui favorise la préservation de l'intérêt général, il facilite aussi la délivrance des soins de qualité aux patients et porte aussi un intérêt à la société et à la politique de la santé publique. Sans une stricte mesure de respect du secret des patients, ils peuvent en quelque sorte s'abstenir des certaines informations utiles à leur soins voire même renoncer aux soins des professionnels et se confier à des charlatans. Un système qui est très nuisible à la vie des patients et déstabilisant pour l'ordre public.

Le second principe, est une obligation liée directement à la protection de la personne. Plusieurs textes sur le plan national et international veillent à l'application des règles et aux respects de la personne confiant sa vie privée à un praticien. L'article 9[164] du Code civil et la Déclaration Universelle des Droits de l'Homme sont les règles de base pour ce respect. Même s'il peut y avoir des cas exceptionnels qui lèvent ce principe de secret, les mesures du respect de la vie privée du patient restent toujours. La loi évoque les circonstances qui permettent de faire appel à la levée du secret professionnel soit pour un accès indispensable à la santé publique ou d'intérêt général, soit pour un refus de communication pour un intérêt d'ordre public ou pour des raisons professionnelles. Dans ces cas, l'usager ou ses ayants

---

[164] L'article 9 du Code civil dispose que : « *Chacun a droit au respect de sa vie privée.*
Les juges peuvent, sans préjudice de la réparation du dommage subi, prescrire toutes mesures, telles que séquestre, saisie et autres, propres à empêcher ou faire cesser une atteinte à l'intimité de la vie privée : ces mesures peuvent, s'il y a urgence, être ordonnées en référé ». Dalloz, 113ème édition, 2014.

droit peuvent faire recourt en cas de refus d'accès au dossier médical. Le secret médical est un droit fondamental du patient, ce droit a pour but de protéger les droits et intérêts légitimes du malade dans tous ces aspects.

L'article 226-13 du Code pénal réprime pour la première fois la violation du secret professionnel médical. La loi Kouchner du 4 mars 2002 précise encore plus que le secret médical est un droit du patient et rajoute aussi qu'il devient non seulement une obligation déontologique mais aussi pénale. La violation est à la fois sanctionnée par le Code de la santé publique et le Code pénal.

1) La volonté du patient.

Chaque patient devant son médecin doit faire l'objet d'un recueil de son consentement qui traduit sa volonté, son accord aux soins envisagés par le praticien. Son accord doit être marqué dans son dossier médical, de même qu'en cas de refus de certains soins ou s'il revient à sa décision de consentir aux soins. Il est libre d'accepter comme de refuser. Il peut à tout moment changer d'avis ou accepter partiellement les soins. Le médecin et son équipe doivent après avoir essayé de lui faire accepter les soins, respecter son choix et faire mentionner ses accords dans le dossier médical. L'article 36 (article R4127-36 du Code de la santé publique) dispose clairement que : « *Le consentement de la personne examinée ou soignée doit être recherché dans tous les cas. Lorsque le malade, en état d'exprimer sa volonté, refuse les investigations ou le traitement proposé, le médecin doit respecter ce refus après avoir informé le malade de ses conséquences. Si le malade est hors d'état d'exprimer sa volonté, le médecin ne peut intervenir sans que ses proches aient été prévenus et informés, sauf urgence ou impossibilité. Les obligations du médecin à l'égard du patient lorsque celui-ci est un mineur ou un majeur protégé sont définies à l'article R.4127-42* ». Le respect de la volonté du patient impose la non-communication des informations classées top secrète. Il est aussi de son droit de respecter sa volonté après sa mort. Ce droit va jusqu'au décès du patient selon l'article 16 et suivant du Code civil français. Ils posent des principes et des exceptions à respecter la volonté du patient en termes de consentement. Le patient peut accepter ou refuser ce que le médecin préconise comme traitement et le praticien n'a pas le droit d'imposer au patient. Selon article L.1111-4 du Code de la santé publique, le médecin doit respecter la volonté du patient après l'avoir informé de toutes les conséquences possibles de son choix manifesté expressément. Son accord reste le déclencheur de tout traitement et avancement de son état de santé. Ce même article précise qu'« *aucun acte médical ni aucun traitement ne peut être pratiqué sans le consentement libre et éclairé de la personne et ce consentement peut être retiré à tout moment* ». Ces informations doivent figurer dans son dossier en précisant la partie non-communicable aux demandeurs d'accès du dossier médical.

Le patient peut dans certains cas refuser de ne pas connaître les informations venant des examens des tests génétiques comme il peut aussi interdire au médecin de procéder à leur communication. Mais ici le médecin peut faire des détours pour éviter le pire d'une maladie dans la famille du patient. Dans ce refus, la responsabilité du patient est engagée lorsqu'il a effectué un test génétique positif et qu'il refuse toute information à sa parentèle et surtout si la maladie héréditaire est susceptible d'une prévention ou d'un traitement. Le patient fait perdre à la famille la chance d'être soigné et d'échapper à la maladie. Les informations génétiques sont importantes pour le bien-être de la famille.

La volonté du patient doit être marquée dans son dossier pour anticiper ses accords de chaque intervention médicale en cas de décès et le devenir de son corps après sa mort. Comme le papier portant la mention des **directives anticipées**[165] du patient dans son dossier.

Exemple : « *L'utilisation des éléments et des produits du corps humain à une fin médicale ou scientifique autre que celle pour laquelle ils ont été prélevés ou collectés sont possibles, sauf opposition exprimée par la personne sur laquelle a été opéré ce prélèvement ou cette collecte, dûment informée au préalable de cette autre fin,...* »[166].

2) Le recours en cas de refus de communication du dossier médical du patient.

Toute demande du patient d'accès au dossier médical, est susceptible d'un refus de communication soit par l'établissement soit par le médecin privé. Il est important de savoir que le refus opposé par un établissement public de santé ou privé participant au service public, constitue en elle-même une décision administrative susceptible d'être déférée à la Commission d'Accès aux Documents Administratifs. La saisine de cette Commission est un

---

[165] Décret n°2006-119 du 6 février 2006 relatif aux directives anticipées prévues par la loi n° 2005-370 du 22 avril 2005 relative aux droits des malades et à la fin de vie et modifiant le Code de la santé publique (dispositions réglementaires), Journal Officiel de la République Française, n°32 du 7 février 2006, page.1973.

[166] Robert HOLCMAN., *Droit Hospitalier*, Berger Levrault (BL), octobre 2010, page.*349*.

procédé primitif obligatoire à tout un recours pour excès ou abus de pouvoir dans un délai d'un (1) mois à compter du jour du refus de communication au patient ou à tout demandeur. Si un cas de non-réponse se présente, la Commission d'Accès des Documents Administratifs peut être aussi saisie plus rapidement dans un délai de deux (2) mois à compter de la date de transmission de la demande. Le professionnel de santé ne doit communiquer que les éléments de nature à répondre à la question demandée dans les motifs de la demande d'accès au dossier médical. Dans le cas contraire, en cas de refus, celui-ci doit être motivé et justifié devant les ayants droit ou tous les demandeurs. Il est encore de leur droit que le médecin rédige un certificat médical du patient délivré aux ayants droit pour servir ce que de droit. En aucun cas, il ne doit prélever les informations classées secrètes du patient. Si, le refus de la demande vient d'un établissement de santé privée ou d'un médecin libéral, il est de la compétence du juge, par une procédure de référé, d'ordonner au praticien libéral la communication du dossier au demandeur.

Section 2 : LE DEROULEMENT DE LA COMMUNICATION DU DOSSIER MEDICAL PATIENT.

Les textes qui règlementent la transmission du dossier médical du patient sur demande de la personne concernée n'envisagent aucune disposition spécifique quant à la présence d'éventuel arrêt du travail du praticien de santé détenteur du dossier médical du patient. On peut donc estimer que les obligations de transmission dans le respect du délai imposé est plus important et pèse chez le médecin de toute manière même en arrêt maladie. L'absence du médecin dans sa profession ne doit pas faire obstacle ou ne réduit en rien au droit du patient pour son obtention du dossier médical. Pour apporter beaucoup d'explication, cette obligation de communication est imposée au médecin retraité.

Le déroulement de la communication du dossier a plusieurs possibilités selon le choix du demandeur. La communication peut être sur place ou par envoi de courrier postal. Une fois la demande acceptée par le médecin, le délai de communication est de 48 heures au plus tôt et de 8 jours au plus tard. Une dérogation de ce principe est possible lorsque les informations du dossier médical du défunt remontent à plus de cinq ans après la sortie dans l'établissement de santé. Le délai peut être prolongé de deux mois selon les circonstances. La consultation des informations archivées dans le dossier médical peut entrainer des frais de communication au demandeur.

§1) La communication du dossier sur place.

La règlementation de mise en place par la loi Kouchner du 4 mars 2002 et le décret d'application du 29 avril 2002 précisent que la facilité de communication du dossier au demandeur dépend directement à la durée de l'archivage, les informations établies d'une durée de moins cinq (5) ans ont un délai de huit (8) jours et deux (2) mois pour les autres dossiers qui datent un peu plus. Il est important de savoir que les informations tenues dans un dossier qui n'a pas fait l'objet d'aucun mouvement pendant un délai de cinq (5) ans sont considérées comme des archives passives.

L'administration doit en principe avoir un endroit réservé ou approprié pour la consultation des dossiers médicaux dans l'établissement d'archive.

A) La consultation au siège de la conservation.

Le service en charge de la communication doit dès l'envoi du formulaire de demande de consultation du dossier prévoir un rendez-vous de consultation du dossier. Le demandeur du dossier peut après avis favorable à la consultation du dossier, demander de consulter son dossier sur place tout seul ou solliciter un accompagnement spécial pour lui faciliter les mots techniques comme la présence d'un médecin de son choix ou une tierce personne qu'il aura désigné lui-même. Cette présence peut être sollicitée par le médecin en charge du dossier en raison des circonstances. Même en cas de refus d'accompagnement, le médecin a toujours le devoir de rendre lisible et compréhensible les informations du dossier médical du patient. Cette consultation n'engendre pas des frais, elle est gratuite.

1) La consultation du dossier médical sur place par le patient.

La loi n°2002-303 du 4 mars 2002 affirme plus précisément le droit d'accès direct du patient à l'ensemble des informations de santé qui le concernent. Il peut demander un accès avec un accompagnateur le jour de la consultation indiqué par les dispositions de l'article L.1111-7 du Code de la santé publique : « *Toute personne a accès à l'ensemble des informations concernant sa santé détenues par des professionnels et établissements de santé, [...]. Elle peut accéder à ces informations directement ou par l'intermédiaire d'un médecin qu'elle désigne et en obtenir communication* ».

Lors de la consultation, le patient peut demander qu'une copie de l'intégralité de ses documents médicaux archivés soit remise. Le médecin peut proposer au patient de prendre les informations les plus importantes à ses besoins lorsque le dossier est plus volumineux. Par contre, lorsque le désir de consultation est soumis à une pression de litige, la communication intégrale s'impose automatiquement au possédant des informations. Le malade a dans ses droits le choix de la partie qu'il sollicite à la communication ou des pièces ou de la partie afférente à une partie de son séjour dans l'établissement de santé. La procédure, le mode de communication est clairement précisé dans l'article L.1112-1 du Code de la santé publique.

2) La consultation du demandeur proche du patient.

A ce niveau, lorsque le droit d'accès est accordé directement au dossier, de son enfant par exemple, la personne en charge de l'autorité parentale bénéfice automatiquement des mêmes modalités d'accès que le malade. Le tuteur d'un majeur sous protection de la tutelle, bénéfice des circonstances d'accès identiques à celles du patient majeur non protégé. En revanche, lorsque le patient est un mineur et qu'il impose que l'accès de ses parents soit soumis à un médecin intermédiaire, le titulaire de l'autorité parentale a le privilège de demander au médecin choisi pour l'assistance, la partie qu'il sollicite consulter soit sur place ou à domicile en présence de ce médecin. L'article 6 du *décret n°2002-637 du 29 avril 2002 relatif à l'accès aux informations personnelles détenues par les professionnels et les établissements de santé en application des articles L.1111-7 et L.1112-1 du code de la santé publique* a explicitement affirmé cette application.

B) D'autres possibilités de communication.

Autrement, si le patient faisant objet de la constitution du dossier a été reçu en consultation externe dans un hôpital public ou privé, la transmission du dossier intervient simplement par la demande du patient ou de son représentant légal ou de ses ayants droits en cas de décès du patient, dans les mêmes conditions que celles prévues pour un patient vivant avant et après l'hospitalisation. Il est à la charge du directeur de l'établissement médical de réveiller à l'application de toutes mesures de prises en charge à la communication du dossier médical au demandeur.

1) La personne en charge de la communication.

La personne en charge de la communication du dossier médical du patient est seul, le médecin possédant ce dossier. La demande peut être adressée devant lui ou devant le directeur de l'établissement mais la compétence de transmission est accordée au médecin traitant selon l'article 1er de ce même décret qui dispose que : « *[...]. La demande est adressée au professionnel de santé ou à l'hébergeur et, dans le cas d'un établissement de santé, au responsable de cet établissement ou à la personne qu'il a désignée à cet effet et dont le nom est porté à la connaissance du public par tous moyens appropriés. [...]* ». Le Code de la santé publique précise les personnes habilitées à la communication, en son article R.1112-1.

Pour le cas du médecin qui prescrit l'hospitalisation la demande de communication du dossier peut se faire soit sur place ou par des copies envoyées à son cabinet mais il doit tout d'abord trouver le consentement du patient. Ce dernier est appelé à manifester sa volonté à l'accès à son dossier médical par le médecin qui a prescrit son hospitalisation. Il peut aussi y avoir un accès manifesté en cas de décès du patient par les ayants droits ou par ses parents ou tuteur lorsque le patient est soumis à des responsabilités parentales ou tutelles. Selon les dispositions de l'article R.1112-4 du Code de la santé publique qui dispose que : « *Dans le cas où le praticien qui a prescrit l'hospitalisation demande communication du dossier, cette communication ne peut intervenir qu'après accord du patient, de la personne ayant l'autorité parentale ou du tuteur, ou de ses ayants droit en cas de décès* ». Donc, la communication doit se faire en qualité de professionnel connaissant déjà le patient.

Pour le médecin désigné, il doit, d'une manière générale, préciser les pièces ou la partie qu'il souhaite pour répondre aux questions demandées par le patient ou ses ayants droit ou proches. Il est tenu d'une obligation de loyauté claire et appropriée avec des informations plus spécifiques. Le médecin en charge de la communication doit lui répondre aux termes des questions ou des pièces sollicitées.

2) La communication du médecin prenant la relève.

Le médecin détenteur du dossier médical du patient (DMP) doit à la demande du médecin qui prend la relève des soins du patient fournir le dossier médical du patient en sa totalité avec la mention du consentement manifesté sans vice du patient. Le dossier doit être envoyé au cabinet du service du médecin prenant la relève par courrier en recommandé avec accusé de réception. Il a droit de tout recevoir pour faciliter la continuité des soins du patient.

§2) L'envoi du dossier par courrier à domicile.

La modalité de la pratique de communication est soumise à deux méthodes différentes, soit la consultation sur place soit l'envoi à domicile. L'article R.1111-2 du Code de la santé publique précise clairement dans son premier alinéa que les informations formant le dossier médical sont communiquées selon le choix du demandeur. Lorsque le demandeur préfère la consultation sur place, la communication est gratuite avec la possibilité d'avoir des copies de la totalité des informations ou d'une partie ou des quelques pièces importantes. Lorsque la méthode de consultation choisie par le demandeur est par la voie d'un courrier cela peut lui engendrer quelques frais pour la procédure d'envoi.

Dans le cas où la demande de consultation choisie se fait au sein de l'établissement, le médecin en charge de la communication doit informer le patient ou tout autre demandeur du dispositif d'accompagnement médical organisé par l'établissement de santé. Le praticien a aussi l'obligation de l'informer de l'avantage de consultation des informations électroniques.

Par contre, si la demande formulée par le demandeur est imprécise sur la méthode de communication, ou qu'il ne manifeste pas un choix de préférence, l'établissement de santé doit informer le demandeur des possibilités prévues ou mise en place par l'établissement ou les mesures applicables en cas de défaut de son choix. Le Code de la santé publique place ces mesures par défaut aux dispositions de l'article R.1111-3 qui dit que : « *Lorsque la demande est imprécise ou qu'elle n'exprime pas de choix quant aux modalités de communication des informations, le professionnel de santé, l'établissement ou l'hébergeur informe le demandeur des différentes modalités de communication ouvertes par la présente section et lui indique celles qui seront utilisées à défaut de choix de sa part.*

Si, au terme du délai de huit jours ou celui de deux mois prévu à l'article L.1111-7 le demandeur n'a toujours pas précisé sa volonté, le professionnel de santé, l'établissement ou, le cas échéant, l'hébergeur mettent à sa disposition les informations sous la forme qu'ils lui avaient précédemment indiquée ».

A) La procédure de l'envoi du dossier par courrier.

Lorsque le demandeur a choisi que le dossier soit envoyé par courrier postal à son domicile, le médecin doit rajouter aussi dans le courrier un dossier d'accompagnement qui lui facilitera la lecture du dossier et l'informera aussi des conséquences que peut avoir la divulgation des informations du dossier médical.

La lettre doit être envoyée en recommandé avec un accusé de réception. Une copie de la liste des pièces communiquées doit faire partie des documents communiqués pour que le demandeur ait connaissance des pièces reçues. La possibilité de reproduire en copie une partie ou la totalité du document est accordé même s'il n'est pas possible de copier certains documents.

1) Le patient ou ses ayants droit.

Le demandeur qui peut être soit le patient lui-même, soit les ayants droit ou l'autorité parentale ou la tutelle, a en sa charge de préciser la méthode souhaitée pour la communication. Il doit aussi être au courant de ce qu'il sera dans l'obligation de verser des sommes liées aux frais de l'envoi de son courrier à domicile.

2) L'expert de justice.

A la différence du patient et de ses ayants droit, le courrier de la demande de l'expert de justice doit être clairement précis quant à la méthode de consultation et à la partie ou à la totalité des pièces demandées. Le chargé de l'expertise est dans l'obligation d'établir la liste des pièces qu'il souhaite être communiquées dans son bureau d'études ou cabinet médical Les frais engagés à sa demande sont attribués à la charge et aux financements de son expertise faisant l'objet de sa mission. Le juge doit affecter une somme d'argent pour lui faciliter son travail.

Une question très importante semble aussi évidente, est-il possible qu'un directeur de l'établissement ou un médecin en charge du dossier adresse par courrier les originaux du dossier médical du patient à un Médecin-Expert mandaté par le tribunal ? L'expert doit à l'appui de sa demande d'accès au dossier, fournir un dossier présentant sa mission d'expertise qui lui est chargée par le juge ou la Commission régionale de conciliation et d'indemnisation[167]. Donc, l'accès de l'expert est limité aux éléments nécessaires de son expertise.

En dehors de la saisine judicaire sur commission rogatoire, la clinique ne doit en aucun cas fournir et surtout se dessaisir des originaux des dossiers médicaux des patients.

B) Le délai de la communication et le coût facturé au demandeur.

Dans la procédure de la communication, le Code de la santé publique met en place des règles d'envoi du courrier avec un délai imposé et des frais en cas de consultation du dossier à domicile.

---

[167] Décret n°98-1001 du 2 novembre 1998 relatif à la Commission de conciliation prévue à l'article L.710-1-2 du Code de la santé publique et modifiant ce Code. (deuxième partie : Décrets en Conseil d'État). Journal Officiel de la République Française, n° 259 du 7 novembre 1998, Journal Officiel de la République Française, n°259 du 7 novembre 1998, page.16839.

1) Le délai de la communication.

La loi n°2002-303 du 4 mars 2002 a autant défini le délai d'accès aux informations demandées. L'article L.1111-7 du Code de la santé publique affirme que : « *[…] Elle peut accéder à ces informations directement ou par l'intermédiaire d'un médecin qu'elle désigne et en obtenir communication, dans des conditions définies par voie réglementaire au plus tard dans les huit (8) jours suivant sa demande et au plus tôt après qu'un délai de réflexion de quarante-huit (48) heures aura été observé. Ce délai est porté à deux mois lorsque les informations médicales datent de plus de cinq ans ou lorsque la commission départementale des soins psychiatriques est saisie en application du quatrième alinéa. […]* ».

2) Le coût facturé au demandeur.

Une mesure plus simple est envisagée pour le coût de la demande d'accès au dossier médical du patient. Pour accéder au dossier une somme forfaitaire n'est pas fixée mais plutôt calculée sur les frais de copie du dossier et d'envoi par courrier postal. La communication du dossier médical ne peut en aucun cas constituer une activité commerciale pour les professionnels médicaux ou pour les établissements de santé.

Les frais de déplacement du médecin expert choisi par le juge dans une commission rogatoire doivent être envisagés dans le budget de son exercice. De même que pour le médecin choisi par le demandeur pour une consultation sur place, les frais incombent à ce demandeur.

Conclusion

En somme, la prise en charge de chaque patient par son médecin nécessite la mise en place d'un dossier médical du patient établi par son médecin traitant pour assurer le suivi et la continuité des soins du malade. Le dossier médical doit comporter les éléments essentiels facilitant l'identification du patient sauf en cas d'hospitalisation sous anonymat. Le dossier médical joue un rôle très important dans la mise en cause de la responsabilité pénale, civile ou administrative et disciplinaire du professionnel de santé.

Le malade après avoir fait le parcours de tous les services importants pour ses soins, et après que chaque service ait bien rédigé son dossier médical, dispose d'un dossier qui doit être trié et transmis par le médecin aux services des archivages de l'établissement des soins et il reste au médecin d'assurer le contrôle et la conservation de ce dossier médical du patient.

Quelle que soit la forme du support du dossier médical, papier ou informatique, la conservation impose des moyens plus appropriés qui assurent non seulement leur conformité mais aussi leur intégrité et la vie privée du patient. Les moyens et les lieux de la conservation doivent être signifiés au service du Conseil départemental.

En ce qui concerne la conservation, aucun texte ne fixe formellement pour les médecins libéraux, la durée de la conservation de leurs archives médicales. Par contre, ils avaient commencé la méthode de conservation bien avant même le 5 mars 2002 et ils appliquaient le système de la prescription trentenaire du Code civil.

Donc, jusqu'à maintenant, si le délai de prescription est porté de dix (10) ans, le point de départ à la consolidation des dommages ramène une ambiguïté sur la durée de conservation. En ce sens, il serait aussi bien raisonnable d'unifier le délai de la conservation des archives médicales pour éviter les éventuels problèmes liés à ce délai.

Le dossier médical porte en soi des valeurs très considérables dans la société, sa modalité de conservation impose simplement des règles d'accès et de communications. La loi pose des règles de contrôle attribuées au médecin détenteur du dossier et donne aussi des droits d'accès aux patients et ayants droit ou à toutes personnes responsables du patient ou mandatées par le patient. Le domaine de la profession médicale et la loi attribuent des compétences au juge pour ordonner des accès aux dossiers médicaux des patients en cas de mise en cause de la responsabilité du praticien et si une nécessité d'expertise se présente.

Le demandeur doit dans sa demande formuler un courrier en recommandé avec accusé de réception où il doit fournir ses coordonnées et une motivation de sa demande. Il doit préciser le pourquoi de sa demande, et la partie ou la totalité du dossier qu'il souhaite consulter ou des pièces importantes répondant à ses questions.

La loi demande au demandeur d'être clair à l'endroit sollicité pour la consultation du dossier ; à défaut des mesures standards de l'établissement seront appliquées au demandeur. Un délai de communication est prévu par la loi avec des frais imposés aux demandeurs du dossier sans l'intention de retirer des profits par cette pratique.

Cette recherche a permis de constater que le dossier médical du patient porte dans sa totalité une dimension d'intérêt médical, social et politique de santé publique et privée. Ceci implique automatiquement les praticiens, les usagers et aussi les différents acteurs de la santé publique et les législateurs pour réglementer les données personnelles des patients. Il est clair de dire que ce dossier évolue non-seulement par les acquis de la recherche mais aussi les progrès de la technologie médicale.

Il est plus remarquable que la médecine a pris du retard pour protéger ces informations et la vie privée des patients, leur intégrité et aussi leur dignité. La mise en place officielle du dossier médical a donné un contenu ou a fait évoluer la politique de santé publique et impose une autre façon de faire radicalement différente. La problématique posée par le dossier médical a été étudiée branche par branche mais le défi n'est totalement relevé.

Il a été prouvé par des analyses que le système d'exploitation du dossier médical reste encore critique, eu égard à la fiabilité des supports d'archivage et à la révélation des informations des patients. Des compromis à la confidentialité de ce dossier profitent bien davantage à la médecine qu'aux patients puisque certaines informations sont révélées au détriment des patients.

On ne peut contredire que le dossier médical, revendiqué depuis longtemps par les patients pour protéger leurs vies a pu répondre à quelques soucis des malades pour leur santé ; cependant, la négligence majeure du dossier informel et la faible considération de la médecine traditionnelle pour le dossier médical pose toujours un problème puisque une grande partie des patients font depuis toujours appel au charlatanisme. A défaut de conservation des informations, la vie privée des patients n'est pas accessible à tous.

Le dossier médical est un outil indispensable à la médecine même si sa sécurisation n'est pas encore très efficace. Les outils de la technologie posent encore des problèmes à la fiabilité du dossier médical du patient. Ainsi, la lutte contre les préjugés est encore loin d'être éradiquée. Les professionnels cherchent toujours à avoir la confiance des patients pour leur faciliter l'accès aux soins mais les patients se méfient de la divulgation de leurs informations privées. Le dossier médical est un outil d'observation de l'évolution de l'état de santé de la personne mais à un moment donné se pose la question du secret médical et professionnel, secret de la vie personnelle du patient ou secret d'Etat. **Est-il vraiment possible en médecine d'installer des mesures de confiance entre les patients et les professionnels de santé pour la non-révélation des informations à travers le dossier médical ?**

Bibliographie

Les Ouvrages :

1) Lexique des termes juridiques, 22ème édition, Dalloz, 2014-2015.
2) Didier TRUCHET., *Droit de la santé publique*, Mémentos Dalloz, 8ème Edition 2013.
3) Marie-Laure MOQUET-ANGER., *DROIT HOSPITALIER*, L.G.D.J, Lextenso, 2ème édition mars 2012.
4) Antoine LECA., *DROIT PHARMACEUTHIQUE*, Les Etudes Hospitalières, 6ème édition de septembre 2012.
5) Anne LAUDE, Bertrand MATHIEU, Didier TABUTEAU., *Droit de la santé, presses Universitaires de France-Puf*, 3ème édition mise à jour en novembre 2012, 1ère édition en février 2007.
6) Jacques HUREAU, Dominique POITOUT., *L'expertise médicale* en responsabilité médicale et réparation d'un préjudice corporel, in : J. HUREAU. (dir.), Elsevier Masson, 3ème édition en février 2010.
7) Claudine BERGOIGNAN-ESPER, Pierre SARGOS., *Les Grands arrêts du droit de la santé*, DALLOZ,

1er édition en septembre 2010.
8) Gérard MEMETEAU., *COURS DE DROIT MEDICAL*, Les Etudes Hospitalières, quatrième édition mise à jour au 1er octobre 2010.
9) Robert HOLCMAN., *Droit Hospitalier*, Berger Levrault (BL), octobre 2010.
10) Antoine LECA., *DROIT de l'exercice MEDICAL en clientèle privé, Les Etudes Hospitalières, Septembre 2008.*
11) Olivier DUPUY., *Le dossier médical*, Les Etudes Hospitalières, deuxième Edition 2002.
12) Maïalen CONTIS., *Secret médical et évolutions du système de santé*, thèse de doctorat en droit privé, Toulouse : à l'université de sciences sociales Toulouse I, collection thèses, mise à jours le 31 août 2005, 1er édition 10 décembre 2001.
13) Antoine ROGIER., *RESPONSABILITE MEDICALE*, (préface du Professeur Bernard PROUST), La référence pour les Hôpitaux-Médecins-Juriste, édition ESKA, 2005.
14) MALICIER (D.), FLEUGET (P.), DEVEZE (F.)., *Le secret médical*, Editions Eska et Lacassagne, 2004.
15) BOUDET (G.), HAMON (M.), SEVERIN (J.M.), et al., in *Le secret médical*, Editions Eska et Lacassagne, 2004.

Revue générale de droit :

16) Revue générale de droit médical, Les études Hospitalières, n°53 décembre 2014.

Les Cahiers de droit de la santé du Sud-est :

17) Les Cahiers de Droit de la Santé du Sud-est, *Le secret médical*, in : Antoine LECA. (dir.), Les Etudes

Hospitalières, n°15, 1 septembre 2012.

Les Codes utilisés :

18) Code pénal, Dalloz, 112ème édition 2015.
19) Code de la santé publique, Dalloz, 28ème édition 2014, Dalloz 27ème édition 2013.
20) Code de déontologie médical, legifrance, version en vigueur au 5 mars 2015.
21) Code civil, Dalloz, 113ème édition 2014.
22) Code du travail, Dalloz, 76ème édition 20014.
23) Code de propriété intellectuelle, LexisNexis, 2013.

Les Lois :

24) La loi sur les services de santé et des services sociaux, Éditeur officiel du Québec, Ce document a valeur officielle au moment de la consultation, mis à jour au 1er mars 2015.
25) La loi n°2011-940 du 10 août 2011 modifiant certaines dispositions de la loi n°2009-879 du 21 juillet 2009 portant réforme de l'hôpital et relative aux patients, à la santé et aux territoires, Journal Officiel de la République Française, n°0185 du 11 août 2011, legifrance, version consolidée au 14 avril 2015, page.13754.
26) La loi n°2011-814 du 7 juillet 2011 relative à la bioéthique, Journal Officiel de la République Française, n°0157 du 8 juillet 2011, legifrance, version consolidée au 13 avril 2015, page.11826.
27) La loi n°2011-803 du 5 juillet 2011 relative aux droits et à la protection des personnes faisant l'objet des soins psychiatriques et aux modalités de leur prise en charge,

Journal Officiel de la République Française, n°0155 du 6 juillet 2011, page.11705.
28) loi n°2009-879 du 21 juillet 2009 portant réforme de l'hôpital et relative aux patients, à la santé et aux territoires, Journal Officiel de la République Française, n°0185 du 11 août 2011, version consolidée au 14 avril 2015, page.13754.
29) La loi n°2007-308 du 5 mars 2007 portant réforme de la protection juridique des majeurs, Journal Officiel de la République Française, n°56 du 7 mars 2007, page.4325.
30) La loi n°2005-370 du 22 avril 2005 relative aux droits des malades et à la fin de vie, Journal Officiel de la République Française, n°95 du 23 avril 2005, page.7089.
31) La loi n°2004-810 du 13 août 2004 relative à l'assurance maladie, Journal Officiel de la République Française, n°190 du 17 août 2004, page.14598.
32) La loi n°2004-801 du 6 août 2004 relative à la protection des personnes physiques à l'égard des traitements des données à caractère personnel et modifiant la loi n°78-17 du 6 janvier 1978 relative à l'informatique, aux fichiers et aux libertés, Journal Officiel de la République Française, n°182 du 7 août 2004, page.14063.
33) La loi n°2004-800 du 6 août 2004 relative à la bioéthique, Journal Officiel de la République Française, n°182 du 7 août 2004, page.14040.
34) La loi n°2003-1199 du 18 décembre 2003 de financement de la sécurité sociale pour 2004, Journal Officiel de la République Française, n°293 du 19 décembre 2003, page.21641.
35) La loi n°2002-303 du 4 mars 2002 relative aux droits des malades et à la qualité du système de santé appelée loi

Kouchner, Journal Officiel de la République Française, n°54 du 5 mars 2002, page.4118.

36) La loi n°2001-1135 du 3 décembre 2001 relative aux droits du conjoint survivant et des enfants adultérins et modernisant diverses dispositions de droit successoral, Journal Officiel de la République Française, n°281 du 4 décembre 2001, page.19279.

37) Projet de loi *relatif aux* droits des malades *et à la* qualité du système de santé, 5 septembre 2001, n°3258.

38) La loi n°2000-321 du 12 avril 2000 relative aux droits des citoyens dans leurs relations avec les administrations, Journal Officiel de la République Française, n°0088 du 13 avril 2000, page.5646.

39) La loi n°96-452 du 28 mai 1996 portant diverses mesures d'ordre sanitaire, social et statutaire, Journal Officiel de la République Française, n°123 du 29 mai 1996, page.7912.

40) La loi n°94-548 du 1er juillet 1994 relative au traitement des données nominatives ayant pour fin la recherche dans le domaine de la santé et modifiant la loi n°78-17 du 6 janvier 1978 relative à l'informatique, aux fichiers et aux libertés, Journal Officiel de la République Française, n°152 du 2 juillet 1994, page.9559.

41) La loi n°94-43 du 18 janvier 1994 relative à la santé publique et à la protection sociale, Journal Officiel de la République Française, n°15, du 19 janvier 1994, page.960.

42) La loi n°93-121 du 27 janvier 1993 portant diverses mesures d'ordre social de 1993, modifiant l'article L.710-5 du Code de la Santé Publique, Journal Officiel de la République Française, n°25 du 30 janvier 1993, page.1576.

43) La loi n°91-748 du 31 juillet 1991 portant réforme hospitalière. Journal Officiel de la République Française, n°179 du 2 août 1991, page.10255.
44) La loi n°90-527 du 27 juin 1990 relative aux droits et à la protection des personnes hospitalisées en raison de troubles mentaux et à leurs conditions d'hospitalisation, Journal Officiel de la République Française, n°150 du 30 juin 1990, *legifrance*, version en vigueur au 14 avril 2015, page.7664.
45) La loi n°79-18 du 3 janvier 1979 sur les archives, Journal Officiel de la République Française, du 5 janvier 1979, page.43.
46) La loi n°78-753 du 17 juillet 1978 portant diverses mesures d'amélioration entre l'administration et le public et diverses dispositions d'ordre administratif, social et fiscal, Article 6 bis : abrogé. Titre 1er : De la liberté d'accès aux documents administratifs, Journal Officiel de la République Française, du 18 juillet 1978, page.2851.
47) La loi n°78-17 du 06 janvier 1978, relative à l'informatique, aux fichiers et aux libertés, Journal Officiel de la République Française du 1978, legifrance, version consolidée au 19 mars 2015.
48) La loi n°55-356 du 3 avril 1955 Relative au développement des crédits affectés aux dépenses du ministère des anciens combattants et victimes de la guerre, pour l'exercice 1955, Journal Officiel de la République française, du 4 avril 1955, page.3355.

Les Décrets :

49) Décret n°2012-694 du 7 mai 2012 portant modification du code de déontologie médicale, Journal Officiel de la

République Française, n°0108 du 8 mai 2012, page.8479.
50) Décret n°2006-1332 du 2 novembre 2006 relatif aux contrats pluriannuels d'objectifs et de moyens et modifiant le Code de la santé publique (dispositions réglementaires), Journal Officiel de la République Française, n°255 du 3 novembre 2006, page.16274.
51) Décret n°2006-576 du 22 mai 2006 relatif à la médecine d'urgence et modifiant le Code de la santé publique (dispositions réglementaires), Journal Officiel de la République Française, n°119 du 23 mai 2006, page.7531.
52) Décret n°2006-119 du 6 février 2006 relatif aux directives anticipées prévues par la loi n°2005-370 du 22 avril 2005 relative aux droits des malades et à la fin de vie et modifiant le Code de la santé publique (dispositions réglementaires), Journal Officiel de la République Française, n°32 du 7 février 2006, page.1973.
53) Décret n°2006-6 du 4 janvier 2006 relatif à l'hébergement des données de santé à caractère personnel et modifiant le Code de la santé publique dans sa partie réglementaire, Journal Officiel de la République Française, du 5 janvier 2006, n°4 du 5 janvier 2006, page.174.
54) Décret n°2003-462 du 21 mai 2003 relatif aux dispositions réglementaires des parties I, II et III du Code de la santé publique, Journal Officiel de la République Française, n°122 du 27 mai 2003, page.9039.
55) Décret n°2002-780 du 3 mai 2002 fixant le contrat type des contrats pluriannuels d'objectifs et des moyens

mentionnés à l'article L.6114-3 du Code de la santé publique, Journal Officiel de la République Française, n°105 du 5 mai 2002, page.8640.

56) Décret n°2002-637 du 29 avril 2002 relatif à l'accès aux informations personnelles détenues par les professionnels et les établissements de santé en application des articles L. 1111-7 et L. 1112-1 du Code de la santé publique, Journal Officiel de la République Française, n°101 du 30 avril 2002, page.7790.

57) Décret n°2002-194 du 11 février 2002 relatif aux actes professionnels et à l'exercice de la profession d'infirmier, Journal Officiel de la République Française, n°40 du 16 février 2002, page.3040.

58) Décret n°99-150 du 4 mars 1999 relatif à l'hémovigilance et modifiant le Code de la santé publique (deuxième partie : Décrets en Conseil d'État), Journal Officiel de la République Française, n°54 du 5 mars 1999, Journal Officiel de la République Française, n°54 du 5 mars 1999, page.3303.

59) Décret n°98-1001 du 2 novembre 1998 relatif à la Commission de conciliation prévue à l'article L.710-1-2 du Code de la santé publique et modifiant ce Code. (deuxième partie : Décrets en Conseil d'État). Journal Officiel de la République Française, n° 259 du 7 novembre 1998, Journal Officiel de la République Française, n°259 du 7 novembre 1998, page.16839.

60) Décret n°97-704 du 30 mai 1997 relatif au registre national automatisé des refus de prélèvement sur une personne décédée d'organes, de tissus et de cellules et modifiant le Code de la santé publique, Journal Officiel de la République Française, n°127 du 3 juin 1997, page.8897.

61) Décret n°97-306 du 1er avril 1997 relatif aux conditions d'autorisation des établissements de santé effectuant des prélèvements d'organes et de tissus à des fins thérapeutiques et modifiant le Code de la santé publique, Journal Officiel de la République Française, n°81 du 6 avril 1997, page.5272.
62) Décret n°95-1000 du 6 septembre 1995 portant Code de déontologie médicale, Journal Officiel de la République Française, n°209 du 8 septembre 1995, page.13305.
63) Décret n° 94-666 du 27 juillet 1994 relatif aux systèmes d'informations médicales et à l'analyse de l'activité des établissements de santé publics et privés et modifiant le Code de la santé publique (deuxième partie : Décrets en Conseil d'État), Journal Officiel de la République Française, n°180 du 5 août 1994, page.11395.
64) Décret n°93-221 du 16 février 1993 relatif aux règles professionnelles des infirmiers et infirmières aux fonctions d'auxiliaire de puériculture, Journal Officiel de la République Française, du 1993, page.2646.
65) Décret n°92-329 du 30 mars 1992 relatif au dossier médical et à l'information des personnes accueillies dans les établissements de santé publics et privés et modifiant le Code de la santé publique (deuxième partie : Décrets en Conseil d'État), Journal Officiel de la République Française, n° 78 du 1er avril 1992, page.4607.
66) Décret n°91-779 du 8 août 1991 portant Code de déontologie des sages-femmes, Journal Officiel de la République Française, n°189 du 14 août 1991, page.10765.
67) Décret n°74-230 du 7 mars 1974 relatif à la communication des dossiers des malades hospitalisés

ou consultant dans des établissements hospitaliers publics, Journal Officiel de la République Française, du 12 mars 1974, page.2832.

68) Décret n°74-27 du 14 janvier 1974 relatif aux règles de fonctionnement des centres hospitaliers et des hôpitaux locaux en son Article 28 (abrogé au 27 mai 2003 par le décret 2003-462/2003-05-21), Journal Officiel de la République Française, du 16 janvier 1974, page.603.

69) Décret n°43-891 du 17 avril 1943 portant règlement d'administration publique pour l'application de la loi du 21 décembre 1941 relative aux hôpitaux et hospices publics, Journal Officiel du 27 avril 1943, version consolidée au 15 avril 2015.

Arrêtés :

70) Arrêté du 3 janvier 2007 modifiant l'arrêté du 5 mars 2004 portant homologation des recommandations de bonnes pratiques relatives à l'accès aux informations concernant la santé d'une personne et notamment l'accompagnement de cet accès, Journal Officiel de la République Française, n°13 du 16 janvier 2007, page.982.

71) Arrêté du 29 juin 2006 relatif au recueil et au traitement des données d'activité médicale des établissements de santé publics ou privés ayant une activité en psychiatrie et à la transmission d'informations issues de ce traitement dans les conditions définies aux articles L. 6113-7 et L. 6113-8 du Code de la santé publique, Journal Officiel de la République Française, n°156 du 7 juillet 2006, page.10217.

72) Arrêté du 5 mars 2004 portant homologation des

recommandations de bonnes pratiques relatives à l'accès aux informations concernant la santé d'une personne, et notamment l'accompagnement de cet accès. Haute Autorité de Santé, Journal Officiel de la République Française, n°65 du 17 mars 2004, page.5206.

73) Arrêté du 26 novembre 1999 relatif à la bonne exécution des analyses de biologie médicale, Journal Officiel de la République Française, n°287 du 11 décembre 1999, page.18441.

74) Accord entre l'Etat, les caisses nationales d'assurance maladie et les syndicats représentatifs des cliniques privées relatif à l'objectif quantifié national des établissements privés de santé régis par les articles L.162-22-2 du Code de la sécurité sociale et L.710-16-2 du Code de la santé publique pour 1998, Journal Officiel de la République Française, n°79 du 3 avril 1998, page.5155.

75) Arrêté du 9 octobre 1995 fixant les modalités de transmission des informations nécessaires au suivi et à la traçabilité des éléments et produits du corps humain (organes, tissus et cellules ou leurs dérivés) utilisés chez l'homme à des fins thérapeutiques, Journal Officiel de la République Française, n°247 du 22 octobre 1995, page.15489.

76) Arrêté du 25 novembre 1993 portant approbation de la convention nationale des médecins, Journal Officiel de la République Française, du 26 novembre 1993 page.16297.

77) Arrêté du 23 juin 1978 relatif aux installations fixes destinées au chauffage et à l'alimentation en eau chaude sanitaire des bâtiments d'habitation, des bureaux ou

recevant du public, Journal Officiel de la République Française, du 21 juillet 1978, page.5606.
78) Arrêté interministériel du 11 mars 1968 portant règlement des archives hospitalières, Journal Officiel de la République Française, du 25 octobre 1968, page.10039.

Les Jurisprudences :

79) Conseil d'État, 10 avril 2009, M. A., requête, n°289793.
80) Cour de Cassation, 2ème Chambre civile, 4 décembre 2008, n°07-17.622, bulletin civil 2, n°259.
81) Cour Administrative d'Appel de Bordeaux, 14 novembre 2008, Mme P, n°07BX01758, Actualité juridique de droit administratif (AJDA) 2009, page.278
82) Conseil d'Etat, 23 octobre 2008, requête, n°20084024.
83) Conseil d'Etat, 26 septembre 2005, Conseil National de l'Ordre des Médecine., requête, n°270234.
84) Cour de Cassation, Chambre civile 1, du 7 décembre 2004, n°02-12539, Bulletin civil 1, 2004, n°306, page.256.
85) Cour Administrative d'Appel de Paris, 30 septembre 2004, Centre Hospitalier d'Orsay, n°03PA01769.
86) Cour Administrative d'Appel de Douai, du jeudi 27 mai 2004, n°03DA01007.
87) Gubler contre France, no 69742/01, Cour européenne des droits de l'homme, 27 juillet 2006, Gazette du Palais., 12 août 2006, n°224, page.10.
88) Cour d'Appel de Toulouse, Première Chambre Première Section MZ/CD, 22/03/2000, Tribunal de Grande Instance de Toulouse, du 17 avril 2001, n°2000/01819, N°209.
89) Cour d'Appel d'Orléans, 14 décembre 2000, Jurisprudence-Data n° 2000-151067, état d'ébriété

notoire de la personne visée.

90) Cour de Cassation, Assemblée Plénière, 17 novembre 2000, 99-13.701 ; Dalloz. 2000, I.R. p.295 (Perruche) ; Conclusions M. Sainte-Rose, Avocat Général, Rapport Sargos ; Bulletin d'Information de la Cour de Cassation (BICC). 526.

91) Cour de Cassation, 1er chambre Civile., 14 décembre 1999, n°97-15.756, Société les Editions Plon et contre Mme Z, Bulletin Civil I, n°345, p. 224 ; Dalloz. 2000, n° 17, p. 372, note Bernard BEIGNIER.

92) Cour d'Appel de Paris, A, 27 mai 1997, n°97/4669P, EDITIONS PLON, S.A contre Madame X, section 1, Emmanuel DERIEUX, Légipresse, 1erjuillet 1997, n° 143, pp. 100-103.

93) Tribunal de grande instance de Paris, Ordonnance de référé, 18 janvier 1996 ; Mme Mitterrand et a.c/ Gubler et a. ; Juris-Classeur périodique, édition Générale (JCP G), n° 8, 21 Février 1996, II, 22589, obs. Emmanuel DERIEUX.

94) Tribunal de Grande Instance de Paris, première Chambre, 23 octobre 1996, Mme X contre Gubler, Juris-Classeur périodique, édition Générale (JCP G), n° 21, 21 mai 1997, jurisprudence., 22844, observations, Emmanuel DERIEUX.

95) Cour de Cassation, Chambre civile., 20 mai 1936, Dalloz.1936.1.88, rapport Josserand, conclusions. Matter, note signée Eustache PILON (Conseiller) ; Section. 1937.1.321, note Breton ; Gazette du Palais. 1936.2.41 ; Revue Trimestrielle de Droit civil. 1936, page. 691, observation. Demogue ; Grands Arrêts de la Jurisprudence Civile (GAJC), 11°édition., n°161, page.116.

Les Ordonnances :

96) Ordonnance n°2010-177 du 23 février 2010 de coordination avec la loi n°2009-879 du 21 juillet 2009 portant réforme de l'hôpital et relative aux patients, à la santé et aux territoires, version consolidée au 13 avril 2015, page.3585.
97) Ordonnance n°96-346 du 24 avril 1996 portant réforme de l'hospitalisation publique et privée, Journal Officiel de la République Française, n° 98 du 25 avril 1996, page.6324.
98) Tribunal de Grande Instance de Paris, Ordonnance de référé, 18 janvier 1996, Mme X contre Gubler ; JCP G, n° 8, 21 Février 1996, II, 22589, observations. Emmanuel DERIEUX.
99) Ordonnance n°96-345 du 24 avril 1996 relative à la maîtrise médicalisée des dépenses de soins, Journal Officiel de la République Française, n°98 du 25 avril 1996, page.6311.

Les Circulaires :

100) Circulaire, Direction Générale de la Santé/Direction des Hôpitaux/Agence Française du Sang (DGS/DH/AFS) n°97-149 du 26 février 1997 relative à l'accès des patients aux informations dans le domaine de la transfusion sanguine, notamment dans le cadre d'une action en responsabilité.
101) Circulaire, DGS/PS3/DH/FH1 n°96-31 du 19 janvier 1996 relative aux rôles et aux missions des aides-soignants et auxiliaires de puériculture dans les établissements de santé.
102) Circulaire, Direction générale de la santé/Direction des

hôpitaux (DGS/DH) n°92 du 30 décembre 1994 relative à la traçabilité.

Conventions :

103) Contrat national tripartite du 15 avril 1997 signé entre l'Etat, les caisses nationales d'assurance maladie et les syndicats représentatifs de l'hospitalisation privée.
104) Convention type de l'hospitalisation privée : décret n°74-27 du 14 janvier 1974 relatif aux règles de fonctionnement des centres hospitaliers et au règlement des archives hospitalières.

Avis :

105) Commission d'Accès aux Dossiers Administratif, avis du 12 janvier 2012, séance n°20120019.
106) Commission d'Accès aux Dossiers Administratif, avis du 18 juin 2009, séance n°20091755, Directeur du centre hospitalier Albertville Moutiers.
107) Commission d'Accès aux Documents Administratifs, avis du 13 novembre 2008, séance n°20084204, Directeur du centre hospitalier de Fontainebleau.
108) Commission d'Accès aux Dossiers Administratif, avis du 22 février 2007, séance n°200065402, Directeur du Centre Hospitalier de La Rochelle.
109) Commission d'Accès aux Documents Administratifs, avis du 11 mai 2006, séance n°20062245.
110) Commission d'Accès aux Documents Administratifs, avis du 27 avril 2006, séance n°20061864, Monsieur R.
111) Commission d'Accès aux Documents Administratifs, avis du 11 septembre 2003, séance n°20033517, directeur de l'Etablissement Public de Santé Maison

Blanche.
112)Commission d'Accès aux Documents Administratifs, avis du 19 décembre 2002, séance n°200224609, Ministre de la fonction publique, de la réforme de l'Etat et de l'Aménagement du territoire.
113)Commission d'Accès aux Documents Administratifs, avis du 27 juin 2002, séance n°2002-2486, Centre Hospitalier d'Aubenas.
114)Commission d'Accès aux Dossiers Administratifs, avis du 27 juin 2002, séance n°200224V 86, Directeur du Centre Hospitalier d'Aubenas.

Rapports :

115)Le droit à l'information *: « LE DOSSIER MEDICAL »*, Editions WEKA-Responsabilités des personnels de santé, 02 octobre 2009.
116)Déposé en application de l'article 145-7 alinéa 1 du règlement, par la commission des affaires sociales sur la mise en application de la loi n°2009-879 du 21 juillet 2009 portant réforme de l'hôpital et relative aux patients, à la santé et aux territoires n°3265 déposé le 30 mars 2011 (mis en ligne le 1er avril 2011 à 19 heures 30).
117)Rapport d'évaluation de l'Agence Nationale d'Accréditation et d'Evaluation en Santé :
1) Manuel d'accréditation : *« évaluation des pratiques professionnelles dans les établissements de santé (dossier du patient) règlementation et recommandations, Paris, juin 2003 service d'évaluation des pratiques »*.
2) Le dossier du patient en ergothérapie, Paris : Agence Nationale d'Accréditation et d'Evaluation en Santé (Anaes), 2001.

3) Le dossier du patient en masso-kinésithérapie. Paris : Agence Nationale d'Accréditation et d'Evaluation en Santé (Anaes), 2000.
4) Le dossier du patient en odontologie. Paris : Agence Nationale d'Accréditation et d'Evaluation en Santé (Anaes), 2000.

Recommandations :

118) Recommandation, Haute Autorité de Santé :
1) de janvier 2004 pour la pratique clinique-accès aux informations concernant la santé d'une personne. Modalités pratiques et accompagnement annexées à l'arrêté du 5 mars 2004.
2) de juin 2003 pour le *« Dossier du patient »* : amélioration de la qualité de la tenue et du contenu, réglementation et recommandations, juin 2003.
119) Recommandation, Conseil de l'Ordre des médecins, le 22 septembre 1993.

Références citées dans le texte :

120) Haut Autorité de Santé : Synthèse des recommandations professionnelles. Le dossier médical en santé au travail (DMST). Janvier 2009.
121) Le Ministère de l'emploi, de la cohésion sociale et du logement et le Ministère de la santé et des solidarités, Paris, le 3 novembre 2006, Direction de la Recherche, des Etudes, de l'Evaluation et des Statistiques-Observation de la Santé et de l'Assurance Maladie (DREES-OSAM) N°06/35.
122) Conseil National de l'Ordre des Médecins : Accès aux informations personnelles de santé détenues par un

professionnel ou établissement de santé (article L.1111-7 du Code de la santé publique, Décret n°2002-637 du 29 avril 2002). Paris : Conseil National de l'Ordre des Médecins (CNOM), 17 mai 2002.

123) Débats Parlementaires, propos de B. Kouchner, Débats à l'Assemblée Nationale 4 octobre 2001.

124) Ministère de l'Emploi et de la Solidarité, Normes de qualité pour la pratique des soins infirmiers, Guide du service de soins infirmiers, 2ème édition. Paris : Direction des Journaux Officiels, septembre 2001.

125) Guide juridique du dossier médical informatisé, Paris : MMI Éditions, 2001.

126) Le dossier médical. Cahier Pratique Tissot, mars 2000.

127) Ministère de l'Emploi et de la Solidarité :

1) Guide d'amélioration continue de la qualité des informations du Programme de Médicalisation des Systèmes d'Information en Soin de Suite ou de Réadaptation (PMSI-SSR). Paris : Direction Générale de la Santé (DGS), 2000.

2) Guide du Service Infirmier : le dossier de soins. Série Soins Infirmiers. Paris : Direction des Journaux Officiels, 1985.

Cours de Droit :

128) Cours de Droit Hospitalier *du Docteur, Mme le Professeur Catherine* PUIGELIER de *l'Université Sorbonne-Paris Lumière-Paris 8.*

129) Cours de Droit Médical de *Monsieur le Magistrat, Claude* GRELLIER, Conseiller à la Cour de Cassation, Professeur de *l'Université Sorbonne-Paris Lumière-Paris 8.*

130) Cours d'Histoire du Droit de la Santé de *Mme le*

Docteur, Véronique Harouel, Maître de conférences d'Histoire du droit à *l'Université Sorbonne-Paris Lumière-Paris 8.*

131)Cours des Grands enjeux biomédicaux, *du Docteur, Mme le Professeur Hélène* Gaumont-Prat, *de l'Université Sorbonne-Paris Lumière-Paris 8.*

Les Sites Internet consultés :

132)BNDS – Bibliothèque numérique de droit de la santé et d'éthique médicale.

133) Dalloz. Collection (COUPERIN).

134) Lextenso.fr

135) http://www.ehpadhospiconseil.fr

136) http://www.conseil-national.medecin.fr

137) http://www.biusante.parisdescartes.fr

138) http://www.mediboard.org

139) http://www.agmed.santé.gouv.fr

140) http://www.afs.fr

141) http://www.droitmedical.org

142) http://www.medsyn.fr

143) http://sos-net.eu.org/medical

144) http://www.caducee.net

145) http://www.memoireonline.com

146) http://www.fhp.fr

147) http://www.fhp.fr

148) http://www.ehpadhospiconseil.fr

149) http://www.e-juristes.org

Table des matières

Introduction 9

Partie I
Le dossier médical du patient
dans les établissements de santé publics ou privés

Chapitre I – Les éléments constitutifs
du dossier médical du patient et son contenu................ 39
Section 1 : LA COMPOSITION DU DOSSIER
MEDICAL DU PATIENT
DANS LES ETABLISSEMENTS
DE SOINS PUBLICS ET PRIVÉS................................ 41
§1) La réglementation.. 43
A) Les informations constituant
le dossier médical du patient....................................... 48
1) Les informations du patient.................................. 52
a) Le droit à l'information.. 54
b) Le droit réservé au patient de participer
aux grandes décisions concernant sa santé............... 55
c) Le consentement du patient.................................. 56

d) La personne de confiance mentionnée
dans le dossier médical du patient............................. 58
2) Les informations administratives.......................... 60
a) Les formalités administratives 63
b) Le certificat médical.. 65
c) Le patient inconscient... 66
d) Les documents de sortie.. 66
B) Les informations professionnelles de santé......... 68
1) Les éléments constitutifs
des informations professionnelles. 69
a) Le manuscrit du professionnel de santé
et les recueils d'une tierce personne. 71
2) Les informations sociodémographiques. 73
§2) Autres formes du dossier médical du patient..... 77
A) Le dossier informatisé du patient......................... 78
1) L'évolution de la forme du dossier médical :
du support papier à la dématérialisation. 79
a) Un état de lieux avant la mise en place
de la loi du 13 août 2004. 80
b) L'informatisation envisagée
par la loi du 13 août 2004.. 84
c) Quelques difficultés de la mise en pratique........... 85
2) Le but de l'application et de l'informatisation
du dossier médical. 86
a) Le problème lié au respect
des droits fondamentaux. 87
b) La Commission nationale de l'informatique
et des libertés (CNIL) édicte certaines
recommandations pour la sécurisation
et la confidentialité. 88
c) Une vision critique des données informatisées. ... 89
B) Le dossier oral ou informel du patient................. 91

1) La communication verbale. 92
a) Les dispositions de la loi.. 93
2) La médecine traditionnelle. 94
Section 2 : LE CONTENU DU DOSSIER MEDICAL
DU PATIENT... 95
§1) Les informations du patient. 97
A) Les coordonnées du patient.................................. 98
1) Les informations de son état civil. 99
2) L'entourage du patient. 99
a) Les proches du patient.. 99
b) La désignation d'une personne de confiance. 100
B) Ses antécédents médicaux. 101
§2) Les informations médicales. 102
A) Les informations recueillies
par le médecin traitant pendant l'hospitalisation. 104
B) Les notes professionnelles ou d'un tiers. 106
1) Le bloc-notes du professionnel de santé. 107
a) Le dispositif des notes professionnelles. 107
b) La position de la jurisprudence............................ 108
2) Les avis d'une tierce personne............................... 109
a) La loi du 4 mars 2002.. 109
Chapitre II – La conservation du dossier médical
du patient 113
Section1 : LA REGLEMENTATION
MISE EN PLACE POUR LA CONSERVATION
DU DOSSIER MEDICAL DU PATIENT. 115
§1) Les principes prévus par la loi
pour la conservation des données médicales. 117
A) La conservation des dossiers médicaux
des patients. 120

1) Dossiers archivés dans les établissements
de santé.. 122
a) La conservation du dossier médical
par le médecin exerçant en ville à titre libéral........... 126
b) Le support papier ou informatique....................... 127
2) Les responsabilités d'un hébergeur
des dossiers médicaux sur support papier
ou sur support informatique. 129
a) Des règles adaptées ou applicables
à certains dossiers médicaux des patients................. 130
b) Autres dossiers archivés en médecine du travail. 132
B) La notion du dossier oral
ou informel du patient. 133
1) Le praticien public ou privé dépositaire
d'une parole confiée en sa profession......................... 134
2) La partie importante pour le patient
dans son dossier informel.. 135
§2) La pratique de l'archivage du dossier médical
du patient par les établissements hospitaliers
ou par un professionnel de santé. 137
A) Le circuit du dossier médical du patient. 138
1) Exemple de parcours possibles du patient
et de son dossier médical. 140
2) Le tri des informations fournies ou cueillies
par le médecin lors des rencontres avec son patient. 141
B) La propriété du dossier médical
du patient archivé à l'hôpital public ou privé............ 143
1) Le propriétaire du dossier médical du patient...... 144
2) Certains contentieux liés à la conservation
du dossier médical du patient. 147
Section 2 : LA FIN DU DOSSIER MEDICAL DU
PATIENT (LA DUREE DE LA CONSERVATION).. 149

§1) La réglementation, les règles de délai
de conservation du dossier médical. 150
A) La cessation d'activité médicale
du médecin traitant. 153
1) En cas de décès du médecin. 155
2) Des mesures particulières au dossier médical
du mineur. 155
3) En cas de disparition de l'établissement de santé. 156
B) Rapprochement des hôpitaux et des cliniques. 158
1) Délai de conservation, comparaison
avec les hôpitaux et les cliniques. 159
2) Le tableau de conservation :
Arrêté interministériel du 11 mars 1968. 163
§2) Le décès du patient ou de ses ayants droit. 165
A) La perte ou la destruction fortuite
du dossier médical du patient. 166
1) Le devenir du dossier médical du patient
après sa mort. 167
2) Et si les dossiers médicaux
des patients sont détruits ? 167
B) La responsabilité du dossier médical du patient. . 168
1) Le dossier médical du patient est un révélateur
de dysfonctionnements médicaux. 169
2) Le dossier médical du patient dans la mise en jeu
de la responsabilité médicale. 171

Partie II

Les modalités d'accès au dossier médical du patient

Chapitre I – Les possibilités prévues à l'accès au dossier
médical du patient dans toutes ses modalités 177
Section 1 : LA DEMANDE D'ACCES
AU DOSSIER MEDICAL DU PATIENT. 178

§1) Les possibilités de la demande. 180
A) La réglementation 181
1) Le patient majeur 181
2) Les patients mineurs. 183
B) Les proches du patient. 187
1) Les ayants droit. 187
2) Le majeur (patient) sous protection de tutelle. 189
§2) D'autres cas possibles à l'accès. 191
A) Au niveau de la profession médicale. 191
1) L'équipe médicale traitante
et le médecin désigné. 191
a) L'équipe médicale du patient. 192
b) Le médecin désigné par le patient. 193
2) Des accès particuliers et prioritaires. 193
a) Les autorités en charges de la politique
de santé publique. 194
b) Le mandataire du patient. 196
c) L'hospitalisation sans le consentement
du patient majeur. 197
B) Les habilités de justice. 199
1) Les experts de justice 199
a) Le Médecin Expert auprès des tribunaux. 200
b) La saisie du dossier du patient
dans la procédure pénale. 202
2) La personne de confiance. 203
a) Quel est le rôle de la personne de confiance. 203
b) La personne de confiance face
au secret médical. 204
Section 2 : LA RECEVABILITE DES MOTIFS
D'ACCES AU DOSSIER MEDICAL DU PATIENT. 205
§1) Le contrôle et la recevabilité des motifs. 205
A) L'autorisation automatique. 205

1) Le patient lui-même. 206
2) Le représentant légal d'un patient mineur. 206
3) Un cas particulier pour les patients hospitalisés
en psychiatrie. 206
B) La famille du défunt. 207
1) Les ayants droit. 209
a) Les causes du décès du patient. 209
b) La vérification de la qualité d'ayants droit : 210
c) L'absence une opposition claire du défunt. 211
d) La motivation de la demande. 211
2) Le tuteur en charge du patient. 213
a) Le mandataire du patient. 213
§2) La recevabilité des cas particuliers 214
A) L'équipe médicale traitante
et les autorités de santé. 214
1) L'équipe médicale en charge du patient 215
2) Les autorités en charge de la politique de santé.... 216
B) Les motifs des experts et d'autres autorisations
de justice. 218
1) Les experts de justice. 218
2) La personne de confiance. 219

Chapitre II – La communication du dossier médical
du patient dans toutes ses modalités 221
Section 1 : LES INFORMATIONS
COMMUNICABLES DU DOSSIER
MEDICAL DU PATIENT 223
§1) Les données du dossier médical du patient
autorisées à la communication. 225
A) Le contenu de la pratique médicale. 225
1) Le procédé médical. 226
2) Les informations résultant de l'hospitalisation..... 227

B) Les notes professionnelles....................................... 228
1) Les manuscrits du dossier
d'un professionnel de santé. 229
2) Les informations d'un tiers. 231
§2) La partie non communicable
du dossier médical du patient. 232
A) Les différentes notes.. 233
1) Les notes professionnelles
ou fiches des observations. 234
2) Les notes d'une tierce personne. 236
B) Le secret professionnel et le refus
à la communication. 237
1) La volonté du patient. 241
2) Le recours en cas de refus de communication
du dossier médical du patient. 243
Section 2 : LE DEROULEMENT
DE LA COMMUNICATION
DU DOSSIER MEDICAL PATIENT. 244
§1) La communication du dossier sur place............. 245
A) La consultation au siège de la conservation......... 246
1) La consultation du dossier médical sur place
par le patient. 246
2) La consultation du demandeur
proche du patient. 247
B) D'autres possibilités de communication.............. 247
1) La personne en charge de la communication....... 248
2) La communication du médecin
prenant la relève. 249
§2) L'envoi du dossier par courrier à domicile......... 249
A) La procédure de l'envoi du dossier par courrier. 251
1) Le patient ou ses ayants droit................................ 251

2) L'expert de justice. 251
B) Le délai de la communication
et le coût facturé au demandeur. 252
1) Le délai de la communication. 253
2) Le coût facturé au demandeur. 253

Conclusion 255

Bibliographie 259

Table des matières 279

Cet ouvrage a été composé par Edilivre

175, boulevard Anatole France – 93200 Saint-Denis

Tél. : 01 41 62 14 40 – Fax : 01 41 62 14 50

Mail : client@edilivre.com

www.edilivre.com

Tous nos livres sont imprimés
dans les règles environnementales les plus strictes

ISBN papier : 978-2-334-17698-9

ISBN pdf : 978-2-334-17699-6

ISBN epub : 978-2-334-17697-2

Dépôt légal : juillet 2016

Imprimé en France, 2016

www.ingramcontent.com/pod-product-compliance
Lightning Source LLC
LaVergne TN
LVHW040606061026
849523LV00001B/88